誰でもできる経筋治療

著：篠原 昭二

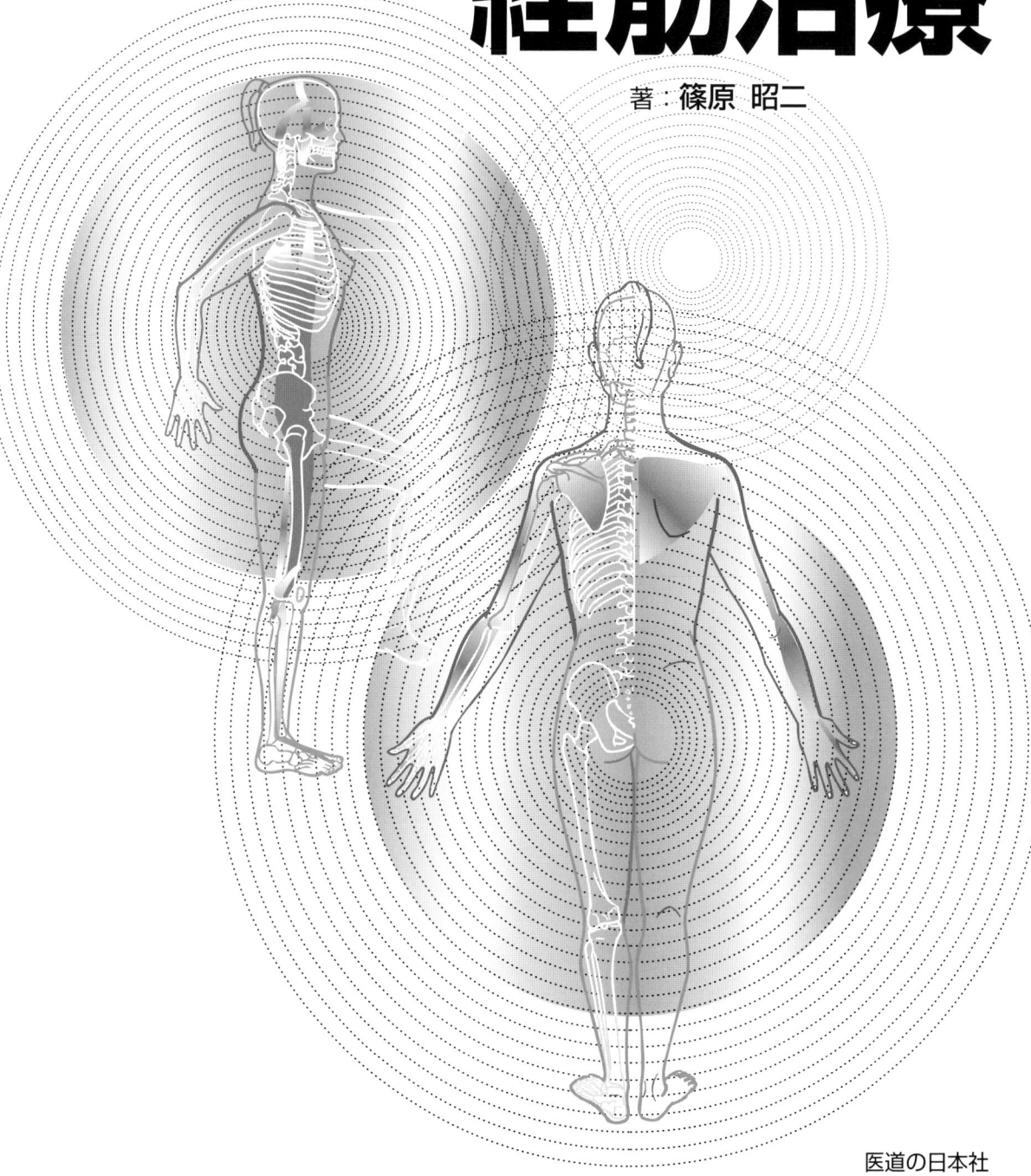

医道の日本社

謝　　辞

　この本を刊行するにあたり、経筋の研究を継続できたことが、丹澤章八名誉教授、北出利勝教授、矢野忠教授、勝見泰和教授、和辻直助教授はじめ東洋医学基礎教室スタッフのご指導、ご協力の賜(たまもの)であることを心より深謝いたします。

　また、編集に関して多大な労を費やしていただいた医道の日本社・小林篤子氏にも厚く感謝いたします。

はじめに

　古来、運動器系愁訴は経筋病と考えられて診断・治療されてきたと思われる。しかし、今日、運動器系愁訴が鍼灸治療の好適応でありながら、経筋の概念はカリキュラム上で通りすぎるのみで、その有用性や臨床的価値についてはほとんど知られていない。また、一部に経筋を応用した報告も散見されるが、純粋に経筋を応用したとは言いがたいものがほとんどである。

　そこで、『黄帝内経』に記述された経筋の概念、流注、経筋病の特徴から、経筋を応用した鍼灸治療方法について、わかりやすく解説的に紹介する。

　疼痛部位を通過する経筋上の末梢の滎穴や兪穴などの経穴への非常に軽微な刺激で、運動器愁訴（動作時のつっぱり、ひきつり、痛みなど）がダイナミックに変化する事実を体験したならば、経絡の不思議を実感することであろう。経筋は、経絡学説の深義を理解するための入り口に招き入れるものと考える。

　また、経筋の流注については独自に描画した。従来の経筋図と異なる点があるが、私自身の臨床経験をあえて優先したものである。

篠原　昭二

目　次

はじめに　iii

第1章　経筋とは　　　　　　　　　　　　　　　　　　　　1

1. 経筋との出合い　2
2. 経筋とは何か？　8
3. 『霊枢』「経脈篇」と「経筋篇」の病証の違い　14
4. 経筋を使って診断・治療するには　20
5. 『霊枢』「経筋篇」に見る経筋の流注と病証　21

　　足太陽経筋　22
　　足少陽経筋　25
　　足陽明経筋　29
　　手太陽経筋　34
　　手少陽経筋　37
　　手陽明経筋　39
　　足太陰経筋　43
　　足少陰経筋　45
　　足厥陰経筋　49
　　手太陰経筋　50
　　手少陰経筋　51
　　手厥陰経筋　52

6. 滎穴または兪穴を用いた経筋治療の臨床研究　53
7. 滎穴または兪穴で異常経筋を探る　54

第2章　経筋治療の実際　　　　　　　　　　　　　　　　55

1. 経筋病の診断　56
　　1) 異常経筋の選択　56
　　2) 異常経筋の決定　57
2. 経筋病の治療方法　60
　　1) 治療点の決定　60
　　2) 治療方法　61

[参考 1：指頭接触負荷試験（FCT）による治療経穴の選穴法] 64
　　　[参考 2：わずかな刺激によるミラクルパワー] 69

第3章　疾患別経筋治療 ─────────────────── 73
1. 経筋治療の要点　**74**
2. よくある疑問点　**75**
3. 各部位の治療ポイント一覧　**77**
4. 治療の実際（経筋病症例）　**79**
   - **1) 寝ちがい**　79
   - **2) 頸部痛、頸部のひきつり感**　80
   - **3) 顎関節痛**　88
   - **4) 肩関節痛**　89
   - **5) 肘関節痛**　97
   - **6) 手首の痛み**　98
   - **7) 腰痛、坐骨神経痛**　99
   - **8) 股関節痛**　108
   - **9) 膝関節痛**　111
   - **10) 足関節痛、捻挫**　116
   - **11) 下腿後面痛**　117

   [参考 1：膝痛に対する経筋治療の流れ] 118
   [参考 2：なぜ滎穴が有効なのか？] 119
   [参考 3：一目でわかる滎穴・兪穴] 124

第4章　証の重層構造と経筋治療 ─────────── 125
1. 経筋病以外の病症を合併していた場合　**126**
2. 瘀血・湿痰に合併した経筋病　**129**
3. ストレスが原因であった股関節痛のケース　**131**

付録1　**トリガーポイントと十二経筋** ─────── 135
付録2　**経筋の変遷**～資料～ ──────────── 141

参考・引用文献　**144**
あとがきにかえて　**145**

第❶章
経筋とは

第 1 章　経筋とは

1. 経筋との出合い

肩に鍼を打ちすぎて肩があがらなくなった患者

　「経筋」って何？
　経絡の1つという知識はあっても、それが運動器系愁訴とこれほど密接に関連するものであるという認識は持っていなかった。そんな意味で経筋との出合いは、まったくの偶然といっていいものである。
　今から15年ほど前の症例であるが、22歳の男性（学生）が右肩の挙上困難を訴えて来院した。柔道の練習をして汗をかいたあと、2時間ほど遊んで風邪をひいた。鼻水、鼻づまり、自汗、それから悪寒があって、発熱がある。肩前面の痛みも自覚する。それで下宿の先輩から「上腕二頭筋長頭腱腱鞘炎」と言われ、肩関節前面の結節間溝部周辺にいっぱい鍼を受けた。そうすると痛みは軽減したが、肩の脱力感で、肩関節の挙上困難を来したというものである。

> **メモ**
> 　結節間溝部は肩関節外旋位で前方にでてくる。通常患者さんが背臥位で寝るときは肩関節は内旋位をとるのが普通であり、この状態で上腕骨上部（いわゆる結節間溝部と思われる部位）に刺鍼しても、鍼先が結節間溝に到達することは困難である（意外と知られていないことであるが、初心者の失敗としてよくある）。必ず外旋位での刺鍼が必要である。

　結局、症状の改善が見られないためにしつこく結節間溝部を求めて刺鍼したことになる。こういう場合、「鍼刺中筋」というが、鍼をたくさん筋肉に刺して、刺激過剰によって起こった脱力である。

> **メモ**
> 　特定の筋肉や1カ所の経穴部位に多数刺鍼あるいは強刺激を行うと、かえって疼痛が強くなったり、悪化することが観察される。特に筋膜炎等の過敏な状態では、直接炎症部位に強刺激を行うと疼痛が増悪することが多いことから、十分注意する必要がある。一度悪化すると二度と患者が来院することはなく、治癒したものと思って

1. 経筋との出合い

> いると実は悪化して病院へ行っていたという現実があることを理解する必要がある。効果を欲張って過剰刺激になって悪化したのでは、元も子もないことになる。

　オーバードーゼによって起こったものであるため、この部分へのこれ以上の鍼は適切とは思えなかった（ただし、上腕二頭筋長頭腱腱鞘炎が疑われる症例であれば、肩関節外旋位で結節間溝部の最圧痛点を慎重に探り、正確に刺鍼し、鍼のひびきと患者の自覚的疼痛部位が一致したならば抜鍼直後にほとんど症状が軽減してしまうことが多い。現代的病態把握が正確であれば、少数の鍼で大きな効果を期待できる）。

疼痛部位とかけ離れた経穴に指で触れると痛みが止まる!?

　ところが肺経に注目してみると、列缺から太淵あたりが浮腫状に膨隆しているのが観察された。何気なくその列缺に示指を軽く接触しながら、肩関節の挙上を指示したところ、痛みなく挙上できてしまった。

　しかし、術者の示指を列缺からはなすと脱力感で上がらない。再度指を接触すると、挙上できる。ということは、浮腫状の反応を示す列缺になんらかの刺激をすると効くということである。列缺に切皮程度の置鍼を行った。すると肩の痛み、運動制限は消失してしまった!?

　痛いところとかけ離れたところへわずか1本の鍼を切皮置鍼しただけで症状が消えてしまったことに患者は驚きと畏敬の念で感動し、治療をした本人は、なんで症状が消えてしまったのか訳もわからず、それでも効果があったことにほっと胸をなで下ろした。

　しかし、この時点で「なぜ効いたのか」という理由はまったくわからなかった。局所への過剰刺激が原因で生じたものであることから局所への刺鍼はできないわけであり、肩の痛みに対して列缺に切皮置鍼をしただけで肩の痛みが取れてしまったのである。今にして思えば、経筋が関与して効果が得られたことは自明の理であるが、その当時は非常に新鮮で、また驚きであった。

メモ

> 局部と離れた遠隔部位に出現した圧痛点等に刺激をすると、症状

> の軽減もしくは消失が経験される。指を経穴部位に接触するといった非常に軽微な刺激によっても症状は変化することが多い。そして、指を離すとまた痛みが元に戻って再現される。このような経穴部に鍼灸刺激を行うと、症状が長く消失することが多い。その後の研究から、疼痛部位と関連する末梢の経脈または経筋流注上の経穴部であることが多い。特に、五兪穴の中の榮穴や兪穴の反応が顕著である（P. 64のFCT参照）。

「なぜ膝に水が溜まるのか？」東洋医学的に答えると……

次は、経筋研究をスタートするきっかけとなった重要な症例で、変形性膝関節症の患者さん（58歳女性、茶道・華道の教授。愁訴：風邪と膝関節痛）である。

その患者さんから「なんで膝に水がたまるのですか？」と質問を受けた。

「それは、関節包の炎症があって、滑液が過剰分泌されたために……」

というと、

「先生は東洋医学でしょう？　東洋医学ではどうなんですか」

とたずねてきた。そこで、

「それは膝に熱をもっているからです……」

「そうですか、私の膝に熱があるんですか。そういえば、膝を手で触ると熱く感じますね。では熱を取る鍼、あるいは熱を取るツボはないのですか？」

「ありますよ。それは榮穴というツボなんです」

「ではそこを使ってください」

さて、どうしよう。今まで膝関節痛はおろか、どんな症例であっても、榮穴を使って治療をしたことはなかったのが真実である。しかし患者のリクエストがある以上、やらないわけにはいかない。そこで、「ではそうしましょう」と答え、榮穴に鍼をすることとなった。

患者さんの愁訴は風邪症状（風寒による表寒虚証：悪寒、発熱、自汗、鼻汁、鼻閉、脈浮緩）と軽度の変形性膝関節症で、膝前面の疼痛が主訴であった。外邪による外感病と内傷病がある場合には、外感病を先に治療するのが原則であることから、まず風邪の処置

1. 経筋との出合い

（発汗している側の合谷、太淵、三陰交に切皮程度の置鍼をした後で、肺兪、身柱に半米粒大の施灸を7壮）を行った。

次に膝である。経絡治療では肝虚や腎虚で処置される場合が多いようであるが、膝の前面のため脾経か胃経の異常と考えられた。通常は陰経を主とする（陰主陽従）ので脾経の榮火穴ということで、大都穴に1寸1番鍼を用いて切皮程度の鍼を行った。

そして1週間後来院したときには、風邪の症状はすぐ楽になったが、膝は赤く腫れて腫脹も強く、運動制限も強くなっていた。

これはもう見た瞬間、「失敗だな」と思った。

患者さんに

「どうでしたか？」

とたずねると、

「おかげで風邪の方はその日からよくなりすっかり治りました。しかし、膝の方はまだ痛いです」

とのことだった。

内庭で痛みが消失！

それで仕方なく、今度は足の陽明胃経の内庭（榮穴）と、それではどうも足りない気がしたことから、足三里にも瀉法の鍼を行った。そして10分間の置鍼をしたあとで鍼を抜き、

「今度はうつぶせになってください」

といったところ、患者さんが、

「ものすごく膝が軽くなって、楽です」

と言う!?

思わず「そうでしょう！」と反射的に言ってはみたものの、こんなことで本当によくなるのかなあと半信半疑であった。

そして腹臥位で背中の処置をした後、「これだけパンパンに膝が腫れていたら、一度整形外科で水を抜いてもらって、そのあとで治療をすると水が溜まりにくいですよ」といいわけめいたことを言い、帰っていただいた。

2週間後に来院された。膝関節の診察をしたところ、膝関節の熱感、発赤、痛みや腫脹はまったく消失していた！　そこで、思わず、

「整形外科で水を抜かれましたか？」

とたずねてしまった。すると、

「いいえ、あれから帰ってから何もしていませんが、どんどんよ

くなってすっかり痛みが取れてしまいました。ありがとうございました」

とのこと!?

結局、関節の水を抜くこともなく、炎症症状がすべて速やかに消失したという。

その後、「今日は肩こりで来ました」と来院。このときに、もしかしたら内庭のツボが本当に関節水腫に効くかもしれないと思った。それから内庭に片っ端から鍼をして確かめてみることとなった。

その結果、急性の関節水腫では1回～数回、慢性でも治療回数を重ねるほどに水腫が軽減することがわかってきた。しかし、筋萎縮が著明で、膝関節の腫脹が軽度残るようなケース（肝腎陰虚型）では、あまり変化しない傾向が見られた。

> 症例
>
> 65歳女性。種々の不定愁訴を訴えて治療経過中であった。ところが町内会の清掃作業があり、立ったりしゃがんだりといった動作を繰り返しながら道路脇の草取りを半日行ったところ、帰った頃から膝の前面の疼痛および熱感を自覚。翌朝目が覚めたときには右側膝関節は腫脹し、軽く屈曲するだけで腫れぼったい違和感を認め、熱感はより顕著となった。そこで鍼灸センターに来院された。元々ストレスが多く、肝鬱気滞があるところに急激に陽明経脈経筋に負荷がかかって傷害されたものと考えられた。そこで、太衝、後谿に刺鍼するとともに、内庭、外内庭（第3中足指節関節前外側）に切皮程度の置鍼をした。3日後に来院されたときに問診すると、治療を受けた夜には腫れや痛み、熱感は消失したとのことであった。
> 【経過が浅いケースでは即効性が期待される】

滎穴への刺鍼は、動作時痛も軽減する!?

そんなわけで、膝関節水腫の患者さんにはファーストチョイスとして内庭を使用することとなった。ところが、水腫の変化よりも、内庭への刺鍼をすると治療直後に運動時痛（起座動作時痛、屈伸動作時痛、歩行時痛、階段昇降時痛）がどんどん楽になることを患者さんが訴えるようになった。

いつも鍼灸センターの2階で治療をしていたが、患者さんは、治療室まで一段一段痛くない方の足を使って用心しながら上ってこら

れる。時には、「何で膝が痛いのに2階なんや」と文句も言われる。ところが、治療が終わって階段を下りるときには、両足を使ってスタスタと下りていかれる患者さんが多い。上るよりも下りるときの方が重力加速度が加わることから、患者さんにとっては苦痛が大きくなるのは常識であるが、治療前に上がるときよりも下りるときのほうが明らかに症状が軽減していることが、誰の目にも明らかになってきた。それで、身体各部の運動時痛に対して滎穴を使って効果を観察するようになった。その結果、明確な動作時痛に対しては明らかに痛みの減少するケースがたくさん見られることがわかってきた。

　これが運動時愁訴に滎穴や俞穴を使った鍼治療をするきっかけとなった出来事である。

　これまで現代医学的病態把握を中心として鍼灸治療を行い、障害部位に直接的に鍼刺激を加え、刺鍼による響きが患者さんの自覚的疼痛部位と一致すれば、直後に症状の変化することを確認していた。しかし、ある患者さんが、「先生の鍼は直後には杖を忘れて帰るくらいよく効くけれども、2～3日しかもたへんのや」という一言に大きなショックを受けた。もとより病院で鎮痛薬を処方されながら、それでも痛いために鍼灸治療を受けて2～3日間はほとんど症状が軽減するのであれば、十分な効果といえなくもないが、何とかそれ以上に効果を持続させる方法はないものかと悩むようになった。それから、東洋医学的な診断・治療に再度取り組み、臓腑・経絡を主眼とした治療をするようになったことも、「経筋」発見への糸口となったものと思われる。

　さりげない患者さんの一言が、大きな示唆を含むものであることを痛感させられたのである。

第1章 経筋とは

2. 経筋とは何か？

『霊枢』の「経筋篇第13」

　鍼灸治療は腰痛、肩こり、膝関節痛などの運動器系愁訴に対してよく適応するといわれている。治療法としては、もっぱら疼痛局所近傍の圧痛点が頻用されているようであるが、鍼灸医学において最も重要な「経絡」が完成されたとされる『霊枢』に、「経脈篇第10」に続いて「経筋篇第13」が存在する（図1-1）。経筋の概念および臨床的な意義等についてはほとんど明らかにされていないが、この篇の中には経筋の流注ならびに身体のつっぱり、ひきつり、痙攣、痛み、麻痺等を主治することが記述されている。このことは、古代において運動器系の愁訴を対象とした経絡概念として、「経筋」が確立されたことを示唆するものと思われる。

　一方、滎穴や兪穴への刺鍼が膝関節の関節水腫に対して即効的に効果があることがわかり、種々の身体各部の運動時痛に対して応用する傍ら、「滎穴」について調査した。その結果、

　（1）運動時痛は、『霊枢』によれば「経筋病」と考えられていた

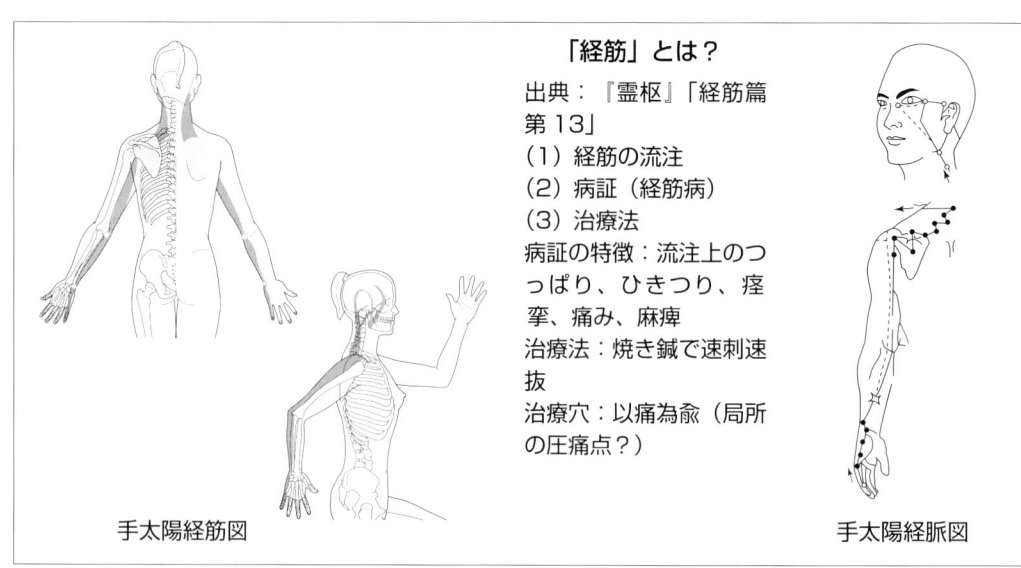

図 1-1

こと
　(2)『霊枢』「邪気臓腑病形篇」には、「榮兪は外経（経筋病を含む）を治し、合は内腑を治す」という記述のあること

がわかってきた。そこで、経筋についてさらに詳しく調査することとなった。

経筋は広義の経脈の1つ

　経筋について述べる前に、経脈や経絡について考えてみたい。
　学生時代、経脈と経絡の違いなどほとんど考慮せず、同じものと考えて、経絡は身体上にマップされたルートであり、むしろその上に配置された経穴こそが大事なんだ、と考えていた。したがって、ひたすら経穴名や取穴法、解剖学的な位置関係を覚えなければならないという、もっとも大変でとてもつまらない科目と考えていた。しかし、それはどうも大変な間違いであったようだ。
　経絡は、広義の経脈と絡脈に分類され、経脈の中には狭義の経脈（いわゆる正経十二経）、十二経別、十二経筋、六経皮部、奇経八脈が含まれ、絡脈には、孫絡、浮絡、十五絡があり、これらを含めて「経絡」と呼称している（図1-2）。中医鍼灸あるいは経絡治療による臨床では、経絡といえば、狭義の十二経脈（『霊枢』「経脈篇第10」）を指している場合が多く、これをもって「経絡」と混同している場合も少なくない。
　しかし、上述のごとく、経絡の種類には多用な概念があり、広義の経脈の概念の1つとして、「経筋」（『霊枢』「経筋篇第13」）が存在する。そして、個々の概念にはそれぞれ意味があり、経脈は主として経脈上の部位（局部）および経脈と関連する器官に異常が出た場合に診断・治療に応用することができるもののようである。

「経別」

　なお、「経別」は病証は記述されていないが、経脈と臓腑を結びつけ、表裏関係を密にする働きがある（『霊枢』「経別篇第11」）。したがって、臓腑に病がある場合に、経脈を介して臓腑の治療をすることができるのは、経別が経脈から分かれて臓腑に連絡しているためである。臓腑病の治療に絡穴が用いられるのは、絡穴が経別の代表穴だからである。さらに、経脈から経別が別れるのがほぼ合穴であり、合穴も臓腑病の治療穴の1つである。また、背部兪穴や募

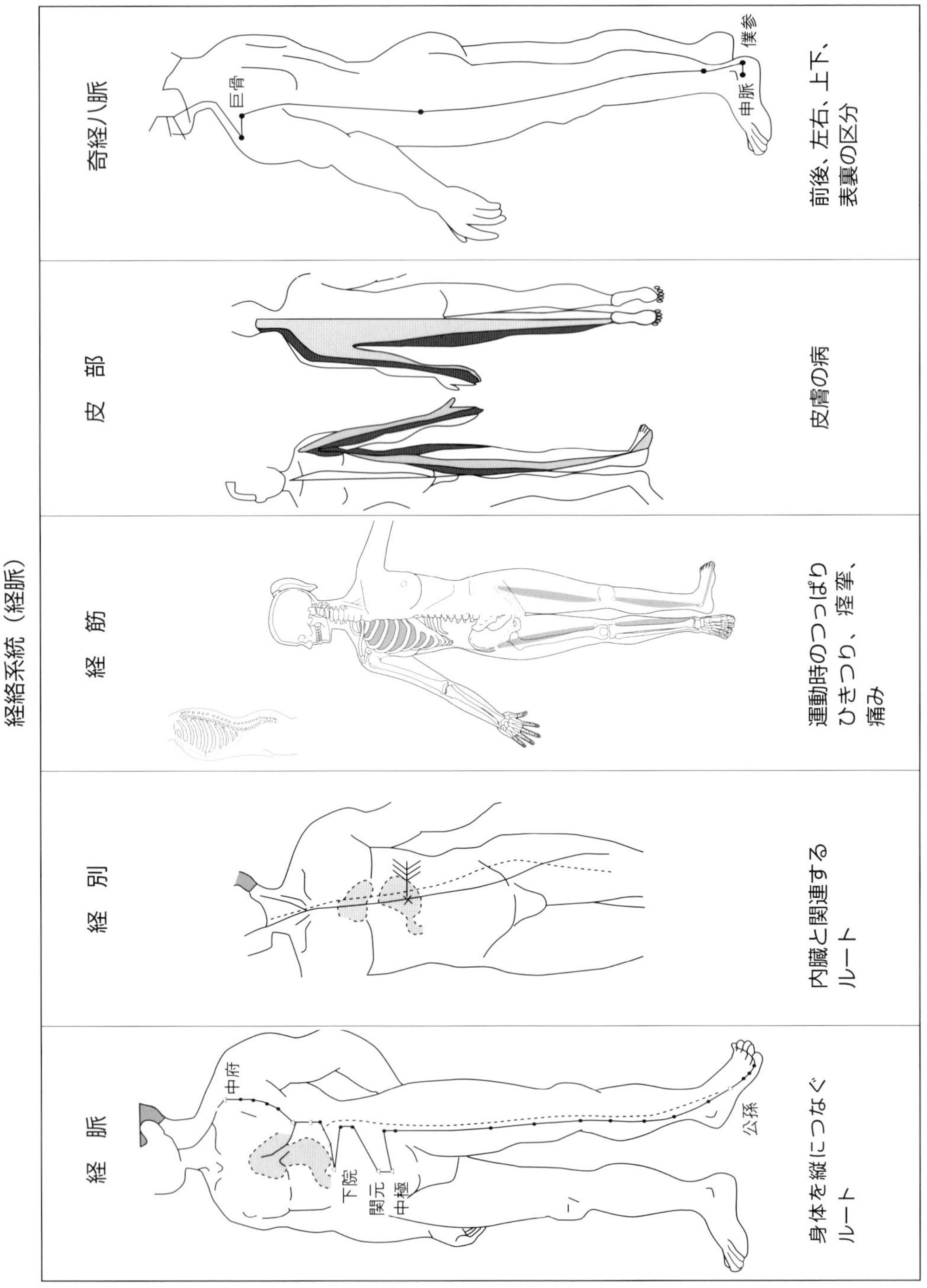
経絡系統（経脈）
経　脈
中府
下脘
関元
中極
公孫
身体を縦につなぐルート
経　別
内臓と関連するルート
経　筋
運動時のつっぱり
ひきつり、痙攣、
痛み
皮　部
皮膚の病
奇経八脈
巨骨
申脈
僕参
前後、左右、上下、
表裏の区分

図 1-2

穴、郄穴等も治療に用いることができる。

「皮部」

皮部は、三陰三陽の六経に区分された皮膚および絡脈の病証を鑑別するための概念である（『素問』「皮部論」）。肝虚証の人は足の第1趾の爪もしくは第1・2趾の間に水虫が発症し、胃の具合の悪い人は足の第2～4趾の間に水虫ができる。これは皮部が関係している。

「奇経八脈」

前後、左右、上下、表裏（内外）といった空間的な異常を診断・治療するシステムとして確立されたものと思われ、経脈の病証が多重に錯綜するような場合には、奇経を使用することが必要になる。たとえば、右半身の調子が悪いというような症例に対して、経脈をベースとして治療しようとすれば、手の大腸経、三焦経、小腸経および足の胃経、胆経、膀胱経の六経を治療する必要がある。治療穴が増えるほど、体に与える負担は大きくなり、必ずしも効果的とは言い難い。そんな場合に、左右の陽経のアンバランスを整えるのが陽蹻脈の働きであり、その代表穴である申脈を主穴とし、次いで陽経すべてに影響する督脈経の代表穴である後谿を補助穴として選択するという、申脈・後谿の組み合わせが考えられる。

このように考えてくると、奇経には奇経の病証が明確であり、そういった病証に対して初めて応用すると考えるのが妥当であろう。したがって、身体のあらゆる病的状態を考慮した診断治療システムの一環として、経絡学説が構築されたものであると考えられる。

「十二経筋」

経筋は、「経脈が養う筋肉系統であり、つっぱり、ひきつり、痙攣、痛み、麻痺等を主る」と記述されている。したがって、関節や筋肉を主体とした運動器系愁訴に対応した診断・治療システムであると考えられる。

『霊枢』「経筋篇第13」に記述されたものがベースであり、経筋の流注、病証、治療法がそれぞれ述べられている。治療法に関する具体的な記述は、「治在燔鍼劫刺、以知爲數、以痛爲輸」であり、

「治療は焼き鍼でもって速刺速抜を行い、効果があるまで刺せ。治療部位は痛みのあるところ」と明記されている。なお、「経筋篇」に記述された病証は主として経脈が主る筋肉系統の病証であり、一見運動器とは関連がないと思われる症状も見られるが、厳密にいえば内臓を含む筋の異常と考えていたようである。

十二経筋の流注および病証については後述するが、経脈の走行と比較するとよく理解できる。

たとえば、手陽明経筋（図 1-3）は肩甲間部に分布している。頑固な便秘や便通異常を有する症例で肩甲間部のこりや緊張、痛みを有する症例が見られるが、大腸経（合谷、手三里、曲池など）への治療によって肩甲間部の緊張が緩和されることがしばしば経験される。また、頑固な肩関節前面の痛みを主訴とする五十肩も、手陽明経筋が異常であることが多い。しかし、子午の陰陽関係により、腎虚大腸実証といった臓腑経絡の異常から経筋病へと波及したものであることから、局所の圧痛点治療では十分な効果は期待しがたい。また、足陽明経筋は、額、眼瞼、顎関節部から股関節、膝関節、足関節、さらには背中（胃の裏）にも分布している。ストレスによって胃の不調を訴える患者さん（肝胃不和から足陽明経筋病を来したもの）の中に、眼瞼下垂、顎関節痛、股関節痛、膝関節痛等を訴えるケースが意外に多いのだが、こういった事実を見落としているケースもまた多い。また、食べすぎると胃の裏あたりの背中がつっぱるのも、この経筋の流注と関連していると、ほとんど知られていないのではないだろうか。

足陽明経筋では、足の第 2、3、4 指から経筋が起こっている。膝関節痛では、これら 3 指の付け根付近の反応が出現しやすく、同部位に治療することによって膝関節痛が刺鍼直後から緩解することもよく経験する（図 1-4）。

足少陽経筋（図 1-5）は殿部に分布している。殿部のひきつりや痛みと関連する経筋は足の少陽経筋のみである。膀胱経を使って症状の改善が得られない症例で、胆経の足臨泣、俠谿等への刺鍼で殿部痛が軽減することが多い。また、片頭痛の発症に際して、こめかみがズキズキ痛むことが多いが、その前段階として、側頭部のつっぱり、ひきつり感を自覚するのは、足少陽経筋の影響といえる。このように、経脈とは若干異なった筋肉系統の連絡路が経筋のルートとしてまとめられている。

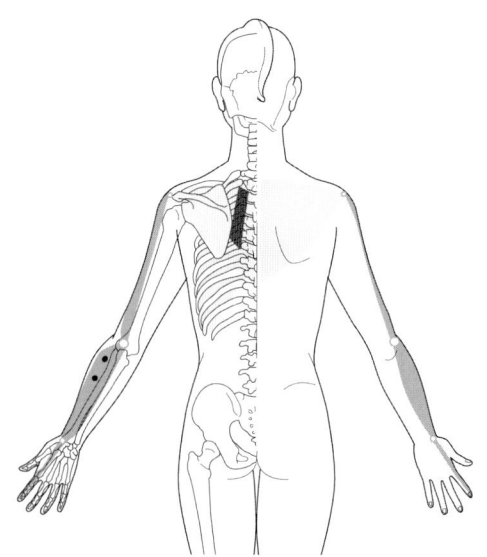

図 1-3 手陽明経筋（後面）

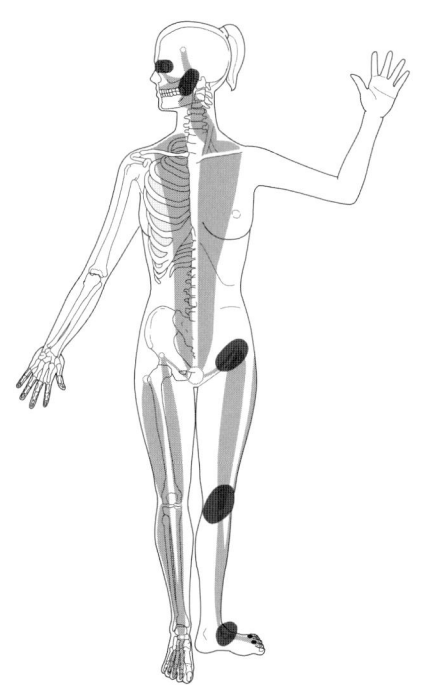

図 1-4 足陽明経筋（前面）

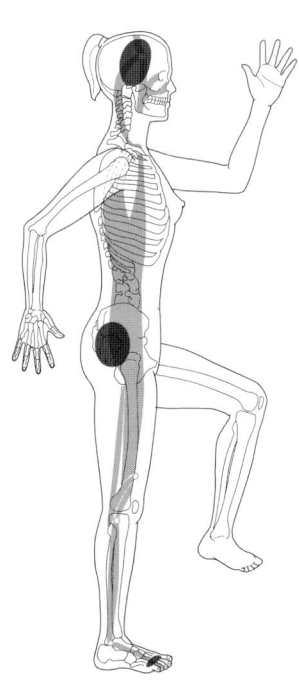

図 1-5 足少陽経筋（側面）

3. 『霊枢』「経脈篇」と「経筋篇」の病証の違い

経脈と経筋の違い

　経絡学説の完成は、『霊枢』によるといっても過言ではない。しかし、『霊枢』に記述された経絡は、経脈だけではない。経別、経筋も含まれている。それでは、運動器系愁訴と関連するという経筋と、鍼灸臨床では知らぬ人のいない経脈との違いはなんであるのか、病証から比較してみた。

　『霊枢』「経脈篇第 10」および「経筋篇第 13」には、固有の病証が記述されている。「経脈篇」の病症（病証を構成する個別の症状を病症という）は是動病と所生病とに区別されており、中国の李鼎教授によれば前者は経脈の病証、後者は経脈を使って主治する病証を記述したものと解釈されている。そこで、経筋の特徴を浮き彫りにするために、各経毎に記述された病症の中から運動器系愁訴と思われる愁訴に着目して、その頻度について調査した（表1-1）。

　例えば手太陰肺経の経脈病証は「是動病：①肺脹満し、②気喘し、③咳嗽、④缺盆の中痛む。⑤ひどいときは咳嗽により両手を交差さ

経脈篇 vs 経筋篇中の運動器系愁訴の数の比較

手太陰肺経：14症状中1個が運動器系愁訴（7.1%）

| (1) 肺脹満 (2) 気喘 (3) 咳嗽 (4) 缺盆の中痛む |
| (5) 両手を交差させて胸をおおい (6) はっきり見えない |
| (7) 咳嗽 (8) 呼吸粗く (9) 喘 (10) 心煩不安 (11) 胸部満悶 |
| (12) 上肢前内側の疼痛 (13) 厥冷 (14) 手掌の発熱 |

手太陰経筋：5症状中3個が運動器系愁訴（60%）

| (1) 通過するところのこむらがえり (2) 痛み (3) 呼吸困難 |
| (4) 脇のひきつり (5) 吐血 |

表 1-1

3.『霊枢』「経脈篇」と「経筋篇」の病証の違い

せて胸をおおい、⑥物がはっきり見えない。所生病：⑦咳嗽、⑧呼吸粗く、⑨喘し、⑩心煩不安、⑪胸部満悶、⑫上肢前内側の疼痛と⑬厥冷、⑭手掌の発熱」として記述されている。したがって手太陰肺経での運動器系愁訴は、上肢前内側の疼痛のみであり、14個の症状の内の1個のみ（7.1％）が運動器系愁訴といえる。

一方、「経筋篇」の病証は「①通過するところのこむらがえり、②痛み、③甚だしければ呼吸困難、④脇がひきつり、⑤吐血する」と記述されており、5個の症状の内の3個（60％）が運動器系愁訴である。このように経脈と経筋とにおける全症状の中に占める運動器系愁訴の割合を算出して表にした（表1-2）。その結果、経脈病証では手太陰肺経および足厥陰肝経の7.1％から手太陽小腸経の64.3％まで幅があるが、全体の平均で見ると31.5％が運動器系愁訴であった。これに対して「経筋篇」では、手太陰経筋の60％から手陽明経筋、足太陰経筋、手少陰経筋、足太陽経筋、足少陽経筋、足厥陰経筋の100％まであり、平均すると85.9％であった。

さらに経脈と経筋を陰経と陽経とに分けて運動器系愁訴の頻度に

運動器系愁訴の割合		
	経　脈　篇	経　筋　篇
手太陰肺経	1/14 (7.1)	3/5 (60.0)
手陽明大腸経	4/11 (36.4)	4/4 (100)
足陽明胃経	10/31 (32.2)	10/12 (83.3)
足太陰脾経	3/24 (12.5)	9/9 (100)
手少陰心経	4/11 (36.4)	2/2 (100)
手太陽小腸経	9/14 (64.3)	5/8 (62.5)
足太陽膀胱経	16/27 (59.3)	8/8 (100)
足少陰腎経	3/26 (11.5)	5/6 (83.3)
手厥陰心包経	3/15 (20.0)	3/4 (75.0)
手少陽三焦経	6/14 (42.9)	2/3 (66.7)
足少陽胆経	12/25 (48.0)	10/10 (100)
足厥陰肝経	1/14 (7.1)	5/5 (100)
平均±SD	31.5±20.0	85.9±16.3

表1-2

ついて比較検討した。陽経の経脈では運動器系愁訴は47.2％に見られ、陰経では15.8％と少なかった。このことは陰経は「裏」の経脈として五臓に関連する病証を多く包含しているのに対し、陽経は「表」の経脈として筋肉など運動器系に関連する病証を多く包含していることがわかる。

一方、経筋では運動器系愁訴は陰経の経筋は86.4％、陽経の経筋は85.4％と両者ではほとんど差はなく、運動器系愁訴を主体とした病症が記述されていた。このことから、経筋は運動器系愁訴を主体とした経絡系統であることが明白となった。

したがって、鍼灸臨床では経脈の病証と経筋の病証とを分けて考える必要があることを示唆するものである。

経絡学説における経筋の意義

『霊枢』「経脈篇」の手陽明大腸経の是動病、『足臂十一脈灸経』、『陰陽十一脈灸経』の是動病について比較した。

足の陽明経の『足臂十一脈灸経』の記述と『陰陽十一脈灸経』の是動病には、まったく関連は見られない。『陰陽十一脈灸経』は「せきせきとして病寒し、あるいは腰を伸ばす、あるいはしばしばあくびし、顔が黒く」云々と記述されており、『霊枢』「経脈篇」の是動病と共通している。しかし『足臂脈』とはまったく関連がない。

一方『足臂脈』のすべて、および『陰陽脈』の肩脈、太陰脈を除く流注の走行は末梢から中枢へと走行している。『霊枢』「経脈篇」

足陽明胃経：所生病

霊枢経脈篇：是主血所生病者。狂瘧。温淫汗出。鼽衄。口喎唇胗。頸腫喉痺。大腹水腫。膝臏腫痛。循膺乳。気街股伏兔。骭外廉。足跗上皆痛。中指不用。気盛則身以前皆熱。其有餘於胃。則消穀善飢。溺色黄。気不足則身以前皆寒慄。胃中寒則脹滿爲此諸病。 ※寒熱、顔面から足へ、より詳細な記述へ
陰陽十一脈灸経：其所産病：顔痛、鼻肌(鼽)、領(頷)【頸痛、乳痛、】心興胠痛、腹外腫(腫)、陽(腸)痛、膝跳、付(跗)、【為】十【病】。→末梢から中枢へ
足臂十一脈灸経：其病：病足中指廢、胻痛(下腿)、膝中穜(腫)(膝関節)、腹穜(腫)(大腹水腫)、乳内兼(廉)痛、口外穜(腫)、頬痛(顴)、肬(鼽)洳(衄)、數、熱汗出、胜瘦(陰萎)、顔寒。→末梢から中枢へ

表 1-3

3.『霊枢』「経脈篇」と「経筋篇」の病証の違い

では胸から手、手から顔、顔から足、足から胸という循環説をとっている。このように見ると、『足臂脈』および『陰陽脈』と『霊枢』の循環はまったく異なっている。また、『陰陽脈』と『霊枢』の是動病証は酷似しているが、『足臂脈』はまったく関連していない。

他方、『霊枢』「経脈篇」の是動病は『陰陽脈』の是動病の発展したものと考えられる。

所生病についての記述を見ると、手の陽明経の所産病と『霊枢』「経脈篇」の所生病とは類似点が見られる。しかし『足臂脈』の記述に関しては記述自体が少ないのでよくわからなかった。

ところが足の陽明経について見ると、『足臂脈』の記述と『陰陽十一脈』の所産病とは非常に類似していることがわかる（表1-3）。そして『陰陽脈』の所産病よりも『霊枢』「経脈篇」の所生病は非常に明解で細かく、「気盛んなるとき」、あるいは「胃に有余するとき、気不足するとき、胃中寒すれば」というように病証まで記述されていることから、学説の発展ぶりがうかがえる。

したがって『足臂脈』、『陰陽脈』の所産病から『霊枢』所生病へと発展したものと考えられる。それは、両者の内容がほとんど酷似しているからである。病証は運動器系を含む経脈の巡行経路上の疼痛および種々の愁訴を列挙している。『足臂脈』と『陰陽脈』から『霊枢』への発展段階で、陰陽の循環理論が導入され、流注は四肢末端に至るまで詳細な記述になった。『陰陽脈』の所生病から経脈の概念を確立して、『霊枢』「経別篇」で臓腑との連携を強化したも

運動器系愁訴を抽出したのが経筋？

霊枢・経筋篇第13：足陽明経筋 其病足中指支。轉筋。脚跳堅。伏兔轉筋。髀前腫。癀疝（陰嚢腫）。腹筋急。引缺盆及頬。卒口僻。急者目不合。熱則筋縱目不開。頬筋有寒則急引頬移口。有熱則筋弛縱緩不勝收。
霊枢経脈篇：是主血所生病者。狂瘧。温淫汗出。鼽衂。口喎唇胗。頸腫喉痺。大腹水腫。膝臏腫痛。循膺乳。氣街股伏兔。骭外廉。足　上皆痛。中指不用。氣盛身身以前皆熱。其有餘于胃。則消穀善飢。溺色黄。氣不足則身以前皆寒慄。胃中寒則脹滿爲此諸病。 ※寒熱、顔面から足へ、より詳細な記述へ
陰陽十一脈灸経：其所産病：顔痛、鼻肌（鼽）、領（頷）【頸痛、乳痛、】心興胑痛、腹外種（腫）、陽（腸）痛、膝跳、付（跗）、【爲】十【病】。→末梢から中枢へ

表1-4

のと推測される。結果としては寒熱、気の有余不足といった病証分類が登場することになる。

経筋と経脈との比較

　経筋と経脈を比較してみると、足の陽明経筋の場合は、「足の中指つっぱり、脛転筋し、脚踊り固し。伏兎転筋、腹筋ひきつり」となり、ずっと運動器系の愁訴が連続している。このような『霊枢』の所生病の中の流注上の運動器の部分のみを抽出して作り上げたものが「経筋篇」ではないかと考えられる（表1-4）。

　五行説の影響から、経脈、臓腑にまで至らない病証を整理する必要性があったのではないか。所生病の病証と『足臂脈』および『陰陽脈』の流注から運動器系の病証のみを抽出したものが『霊枢』の中で第13篇に「経筋篇」としてまとめられたのではないかとも考えられる。「経筋篇」の流注は『足臂脈』、『陰陽脈』と同様に、末梢から中枢方向へと記述され、つっぱり、ひきつり、痙攣、痛み、麻痺を網羅している。そしてそれ以外に漏れているのが皮膚および血脈、いわゆる絡脈の異常であるが、これらは『素問』「皮部論」の中にまとめられていると考えることができる。

　非常に大胆な仮説ではあるが、『霊枢』「経脈篇」と同「経別篇」で経脈の病証、絡脈の病証、一部臓腑の病証が規定され、『霊枢』「経筋篇」で経筋の流注上の運動器系の愁訴、『素問』「皮部論」では皮膚の経絡区分と絡脈の区分、『難経』「奇経八脈」は身体の前後、左右、上下、表裏等の立体的な分類というものが経絡学説として完成されたのではないかと思われる。

とても複雑な肩こりの病態

　例えば肩こりを見た場合（図1-6）、なんとなく肩甲間部を中心として痛いような重いようなだるいようなという症状は、〈肺気虚〉、あるいは〈心気虚〉で出現することが多い（このとき肺兪や心兪付近は非常に軟弱で、身柱から神道を触診すると軽度の発汗【気虚による】を認めることが多い）。また風寒の邪を受けると太陽経筋あるいは太陽経の経脈がつっぱり、こわばり感を自覚する〈太陽病・表寒実〉。血瘀が生じてくると、ごりごりの硬結や自発痛、牽引痛が肩甲間部や肩に生じることになる〈血瘀〉。経脈の病証としては小腸経のこり〈手太陽経筋〉、三焦経のこり〈手少陽経筋〉、胆経の

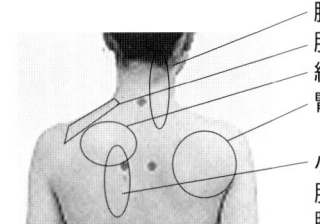

図 1-6

こり〈足少陽経筋〉などが生じる。また、肩甲間部で縦に脊柱起立筋がつっぱり、ひきつり感があると、手陽明経筋病を疑う必要がある。

　特定の経絡ではなく気滞が強い場合、首や肩を動かしても特定の部位や筋肉にひきつり感や痛みはなく、なんとなく肩背部がつまって違和感があり、つっぱるというような症状が出てくる。このとき肩上部（肩髃付近）の皮膚を指でつまむと鋭い痛みを訴える。また暴飲暴食等で湿痰がたまってくると、なんとなく重だるいようなつっぱったような感じが肩背部に感じられる〈湿痰〉。

　このように、同じ「肩こり」という愁訴であっても、より細かく見てみると種々の臓腑あるいは経絡、経筋、気・津液・血といった病態が存在する。それを一律に「肩こり」として理解することは難しい。結局、運動器系愁訴のみが経筋病の範疇といえるが、鍼灸医学的な観点からきちんと捉える必要があるのは言うまでもないことであろう。

4．経筋を使って診断・治療するには

　経筋の日常臨床への応用については、運動器系愁訴（運動動作時のつっぱり、ひきつり、痙攣、痛みおよび麻痺）、いわゆる経筋病に対しては非常に有効といえる。単純な経筋病であれば、経筋単独（滎穴や俞穴への皮内刺鍼のみ）で治療が可能である。

　関節あるいは四肢を動かして、運動時痛あるいは運動時のつっぱり、ひきつり、痛み、あるいは痙攣といった症状がある場合は、経筋病と考えることができる。そこで、疼痛部位を通過する経筋上の末梢の滎穴や俞穴の圧痛部位に、ごく浅く皮内鍼を刺入・固定するといった治療を行った直後から明らかな治療効果がみられたならば、治療結果から経筋病であったと判断することができる（**診断的治療**）。

　しかし、少ししか効果が現れないか、ほとんど効果が得られない場合は、経筋以外の経脈病証、臓腑病証あるいは外感病等の病証が関与している可能性を考慮すべきである。

　経筋というのは、経絡学説の中ではおそらく発生的には一番初期に作られたものではないかと思われる。中医学によれば、「経筋は経脈が養う筋肉系統」としていることから、経脈に病証がある場合には経筋にも悪影響の及ぶ可能性があり、臓腑を病んでもそれが経脈を病み、そして経筋にまで悪影響がおよぶ可能性が高い。そういう意味では最も表層の病証として経筋病というものが位置づけられる。したがって、すべての運動器疾患を経筋病として治療しうるものではない。明確な診断法を持ち得ていない初学者にとって、最初に経筋病としての治療を行うことによって、経筋病があるかないかということを診断的治療として知ることが可能である。

5.『霊枢』「経筋篇」に見る経筋の流注と病証

　　経筋の流注を見ると、「○○で結す」という表現が使われている。結は、「結ぶ、つなぐ、接続する、むすぼれる」等の意味がある。したがって、筋肉系統とすれば、関節部に付着していることから、解剖学的な説明とも取れる。一方、病症として「むすぼれる」と解釈することも可能であり、痛みや異常感が出現する部位ということにもなる。

　　関節部の筋・腱付着部は、非常に神経組織の豊富な部位であり、診断点であり、治療点としての意義も非常に大きい。これらの解釈については、さらに詳細に検討する必要がある。

　　ここでは十二経筋の流注と病証について、図を用いて紹介する。

　　経筋の流注は『霊枢』「経筋篇第13」に基づくが、これを参考にして、歴代医家の研究成果から経穴名を追加して、理解しやすいように独自に編集した。経筋流注図の多くが中国の李鼎教授の図を参考にしているようだが、本書では筆者が流注の記述にしたがって図も独自に描画した。

●足太陽経筋●

　頚部から腋下部にかけても足太陽経筋が流注している。しかし、この部と一致する筋肉は明確ではない。背面の肩峰部から肩甲骨下面は広背筋と関連するようである。内眼角から頭部、後頭部、後頚部、脊柱起立筋にそった部分は経脈とほぼ一致する。しかし、殿部は、足太陽経筋より足少陽経筋が関連していることに注意する必要がある。下肢後面は経脈とほぼ一致するようである。一方、足の外果付近の胆経と一部重複する部分がある。下肢後面のハムストリングの緊張、坐骨神経痛類似の愁訴には太陽経筋が関連していることが多いようである。坐骨神経痛と診断された症例で、明確な神経根症状はないが下肢後面のひきつり、つっぱり、痛みを訴えるケースでは、本経筋の異常が非常に多く、京骨や束骨、通谷への皮内鍼刺激によって症状の軽減・消失を見るケースが多い。

　経穴としては、通谷、束骨、京骨等が重要であるが、中でも京骨から束骨までの第5中足骨の外側面に限局的で非常にきつい圧痛の生じることが非常に多い。注意深く触診して、反応の強い経穴を探索することが重要である。

足太陽経筋の流注

足太陽の筋は、（イ）足の小指に起こり（至陰）、（ロ）上りて果（踝）に結ぶ、（ハ）斜めに上りて膝に結ぶ、（ニ）その下なるものは足外側を循り（通谷、束骨、京骨、金門、申脈、僕参、崑崙）、踵に結ぶ。（ホ）上りて跟（きびす、かかと）を循り、膕（ひかがみ、膝の後ろ）に結び（附陽、飛揚、承山、承筋、合陽、委中）、その別なるものは、こむらの外に結び（飛陽）、（ヘ）膕中と併せて、膝窩の内廉を上り（委陽、浮郄、殷門）、上りて尻（殿）に結ぶ（会陽、上髎、次髎、中髎、下髎、白環兪）。（ト）上りて脊を挟み、項に上る（陶道、大椎、天柱、玉枕）。（チ）その支なるものは、わかれて入りて舌元に結ぶ。（リ）その直なるものは、枕骨に結び、頭を上り、顔を下り、鼻に結ぶ。（ヌ）その支なるものは、目の上網となし（睛明）、（ル）下りて頄（頬骨）に結ぶ。（ヲ）その支は腋の後外廉より肩髃に結ぶ。（ワ）その支は、腋下に入り、上りて缺盆に出、（カ）上りて完骨に結ぶ。（ヨ）その支は、缺盆を出、斜めに上りて頄（頬骨）に出ず。
病症：その病は、第5趾のつっぱり、踵が腫れて痛む、下腿の痙攣、脊柱のひきつり、後頚部の筋のひきつり、肩関節挙上困難、腋から缺盆にかけてのしめつけるような痛み、身体を左右に傾ける（ゆらす）ことができない。

5.『霊枢』「経筋篇」に見る経筋の流注と病証

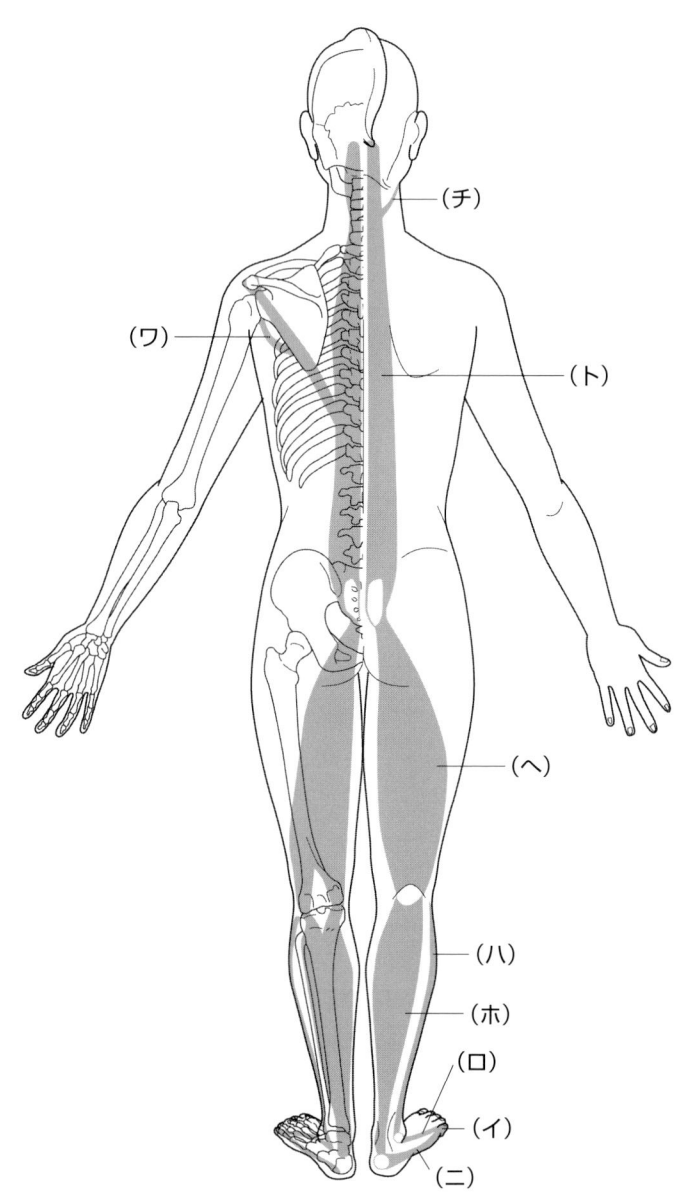

足太陽経筋①

第1章 経筋とは

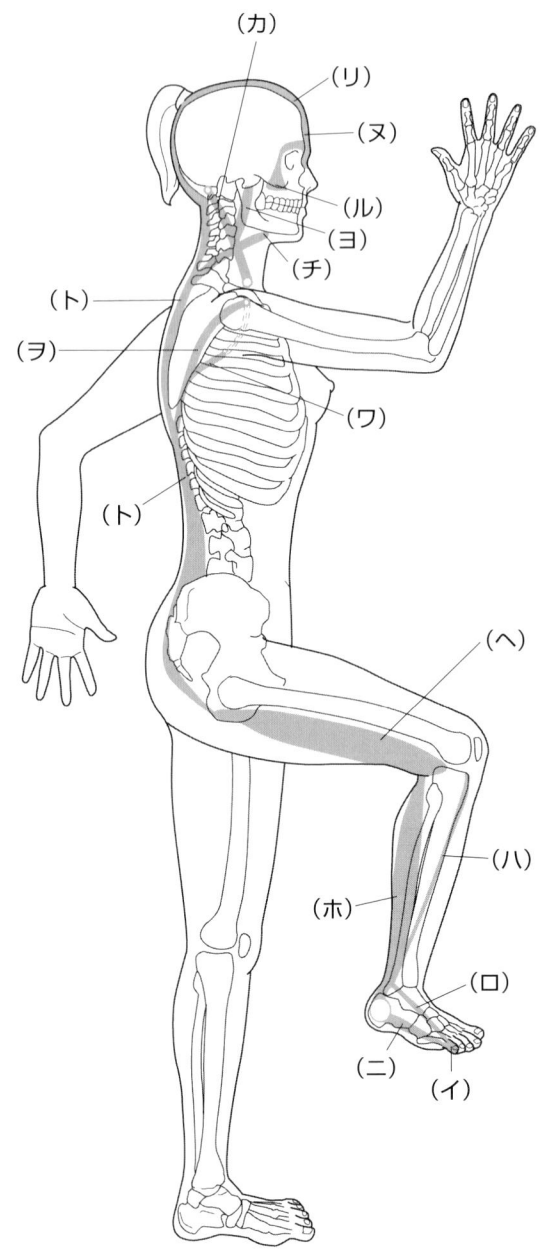

足太陽経筋②

●足少陽経筋●

身体の側面部を走行して支配するところは、経脈の流注と類似している。しかし、顎関節から顔面部、乳房部外側、殿部、大腿下部外側面等の部分は、経筋に特徴的である。特に大・中殿筋部は経脈では膀胱経の流注であるが、経筋では少陽経筋のみが関連することから、動作時の殿部痛には奏効することが多い。側頚部では、風池から肩井付近にかけてのこりやひきつりに対して有効なことが多い。過去に大きな外傷歴を有する症例や精神的な抑鬱（ストレス）があるケースでも、足少陽経筋の異常な緊張、疼痛を訴えることが多い。なお、足少陽経筋に異常がある場合は、同時に手少陽経筋の異常も合併していることが多いので、両方をみておく必要がある。

足関節捻挫を契機として、広範囲にわたる少陽経筋の異常を呈する症例も見られる。侠谿、地五会、臨泣等の反応は非常に重要であり、診断点であると同時に治療点となる。また、風池から肩井付近にかけての側頚部痛もしばしば観察されるが、こちらの症状に対しても侠谿や臨泣等の治療が有効であり、即効性がある。片頭痛様の側頭痛、側頚部痛、胸脇部痛、殿部痛、大腿外側痛、腸脛靱帯のフリクションシンドローム、ランナーズニー、下腿外側痛などに効果的である。

足少陽経筋の流注

足少陽の筋は、（イ）小指の次指（薬指）に起こり（竅陰）、上りて外果に結び（侠谿、地五会、足臨泣、丘墟）、（ロ）上りて脛の外廉を循り（懸鍾、陽輔、光明、外丘、陽光）、膝の外廉に結ぶ（陽陵泉、陽関）。（ハ）その支なるものは、別れて外輔骨（腓骨）に起こり、上りて髀（もも、そともも）に走り、前なるものは伏兔の上に結ぶ。（ニ）後なるものは尻に結ぶ。（ホ）その直なるものは上りてよわこしと季脇に乗り、上りて腋の前廉に走る。（ヘ）膺乳（むなわき）に繋（つなが）り、缺盆に結ぶ。（ト）直なるものは、上りて腋に出、缺盆を貫き、太陽の前に出る。（チ）耳後を循り、額角に上り、巓上に交わる。（リ）下って頷に走り、上りて鼻に結ぶ。（ヌ）その支なるものは目眥に結ぶ。

病症：その病は、第4趾のつっぱり、こむらがえり、膝外側部のこむらがえり、膝関節の屈伸困難、下腿のこむらがえり、前は上前腸骨棘、後ろは殿部、よわこしから季脇にかけて痛む、上は缺盆から前胸部まで痛む、頚部の筋のひきつり、左から右に向かい右目が開かず、左は右に関係することから、左の角（頭）を傷つけると右足が使えない、これを「維筋相交」という。

第 1 章 経筋とは

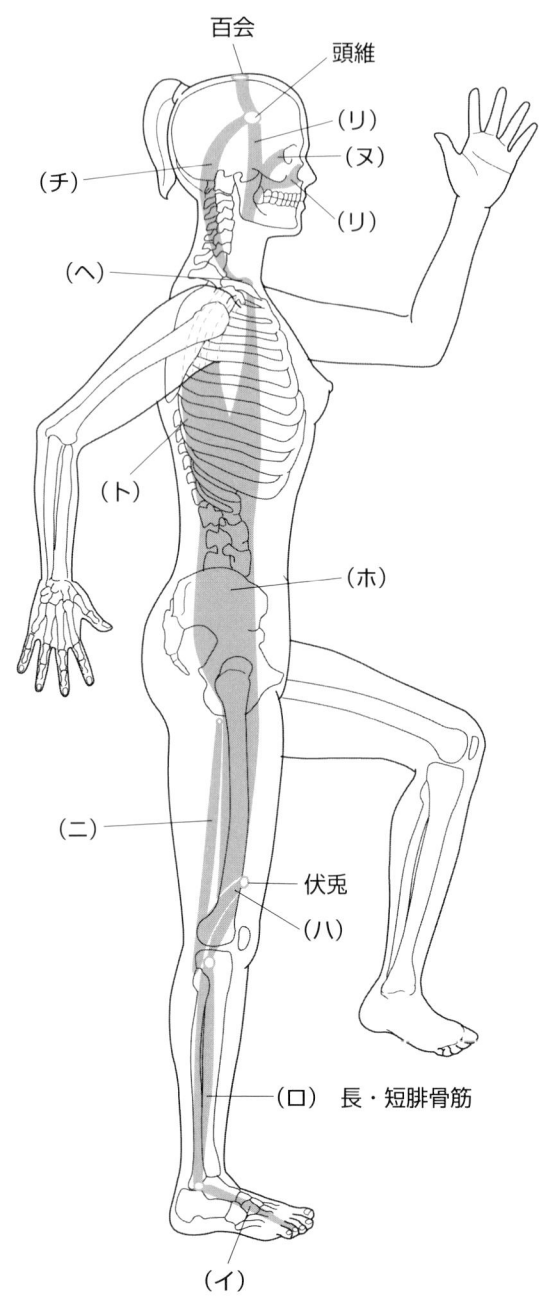

足少陽経筋①

5.『霊枢』「経筋篇」に見る経筋の流注と病証

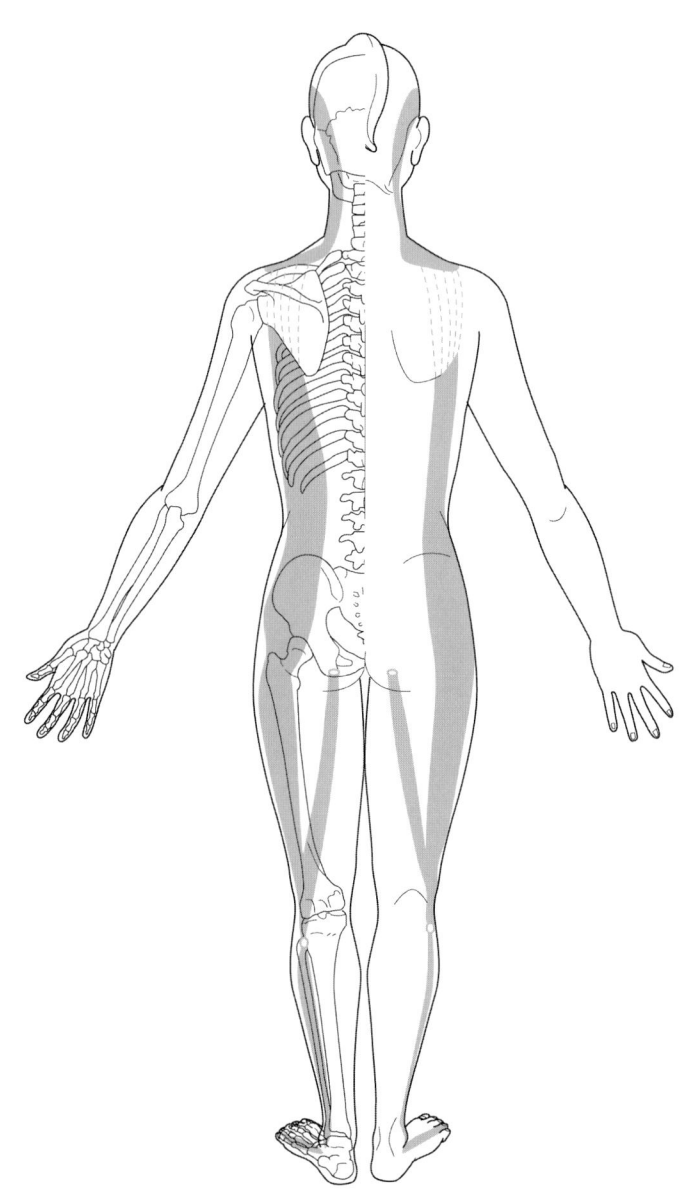

足少陽経筋②

第1章 経筋とは

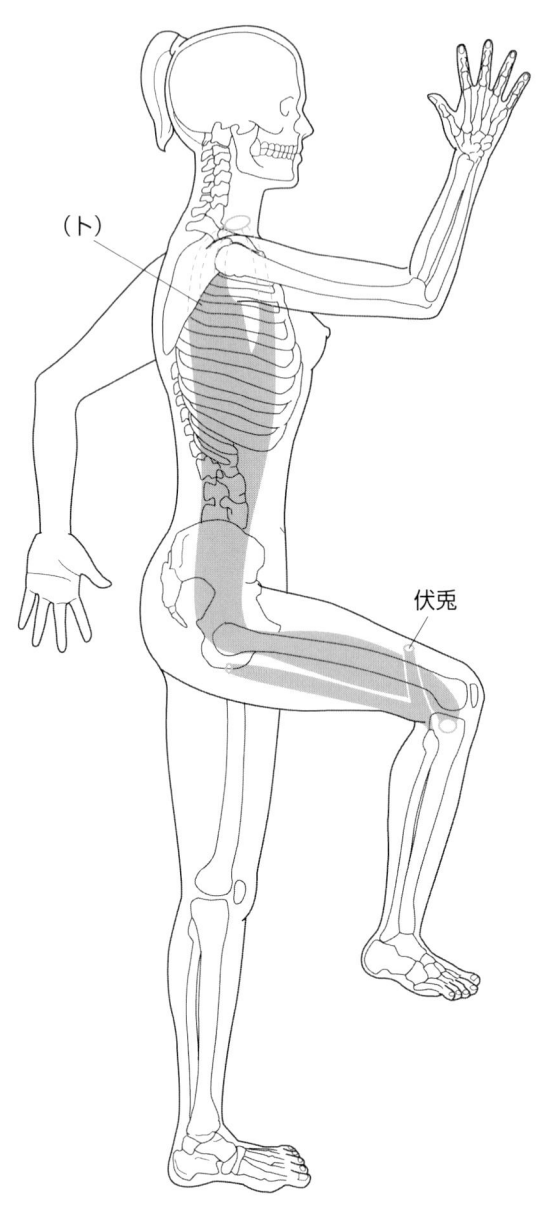

足少陽経筋③

●足陽明経筋●

　足の第2～4趾から起こるのが1つの特徴で、第4趾は少陽経であるが足陽明経筋とも関連する。臨床的には、膝関節前面部（足陽明筋病）の疼痛（内・外側とも）に対して非常に有効である。足の指から下腿前面部を上行して膝関節部で膝蓋骨の内・外側部をはさむように上行する。さらに、大腿前面部内・外側を上行して、内側部のルートは陰部から腹直筋部、さらに胸部前面、頚部から顔面部に至る。顎関節の疼痛を訴えるケースでは足陽明経筋がもっとも密接に関連するようである。もう一方のルートは、股関節前面部から背部に上行する。股関節部の疼痛では、前面部の運動時（動作時）痛が多く観察されるが、ほとんどが陽明経筋病と考えられ、内庭、陥谷等への刺鍼によって症状が軽減することが多い。また、他の成書では脊中から至陽付近に分布するように描かれている。しかし、暴飲暴食等で胃が不調のときには、厥陰兪から三焦兪付近にかけて広範囲に背筋の緊張が生じることから、もっと広範囲に分布するのが実際と考えられる。

　足関節前面部、膝関節前面部、大腿前面、股関節前面、背部脊柱起立筋の厥陰兪から三焦兪付近、腹直筋部、咬筋、側頭筋等が密接に関連し、中でも変形性膝関節症や膝蓋軟骨軟化症、ジャンパーズニー、股関節前面部の疼痛、顎関節症などに特に効果的である。

足陽明経筋の流注

足陽明の筋は、（イ）中三指（第2、3、4趾）に起こり、跗上に結び（衝陽、解谿）、（ロ）斜め外に上り、輔骨にかぶさる（下巨虚、条口、上巨虚）。上りて膝の外廉に結ぶ（足三里）。（ハ）直上して髀樞（大転子付近）に結ぶ。（ニ）上りて脇を循り、脊に属す。（ホ）その直なるものは上りて骭（脛骨）を循り、膝に結ぶ。（ヘ）その支なるものは外輔骨に結び（陽陵泉）、少陽と合す。（ト）その直なるものは上りて伏兎を循り、上りて髀に結び（髀関）、（チ）陰器に聚（あつま）る。（リ）腹に上りて布く（横骨、天枢、関門）。（ヌ）缺盆に至りて結び、（ル）頚に上り（人迎）、上りて口を挟み、頄（頬骨）に合す（顴髎）。（ヲ）下りて鼻に結び、（ワ）上りて太陽に合す（睛明）。太陽は目の上網となし、陽明は目の下網となす。その支なるものは頬目の上網となし、陽明は目の下網となす。（カ）その支なるものは頬より耳前に結ぶ（上関、頷厭、頭維）。
病症：その病は、中指のつっぱり、脛のこむらがえり、足がピクピクして堅い、伏兎のこむらがえり、上前腸骨棘部の腫脹、カイ疝（陰嚢腫大）、腹筋がひきつり、缺盆から頬にひくとにわかに口ゆがみ、ひきつるときは目が閉じられない。熱（邪）ある時は筋ゆるみ、目が開けられない。頬の筋に寒（邪）があれば、頬にひきつりひいて口がゆがむ、熱があるときは、筋弛緩して収まらず（麻痺が起こる）。

第1章 経筋とは

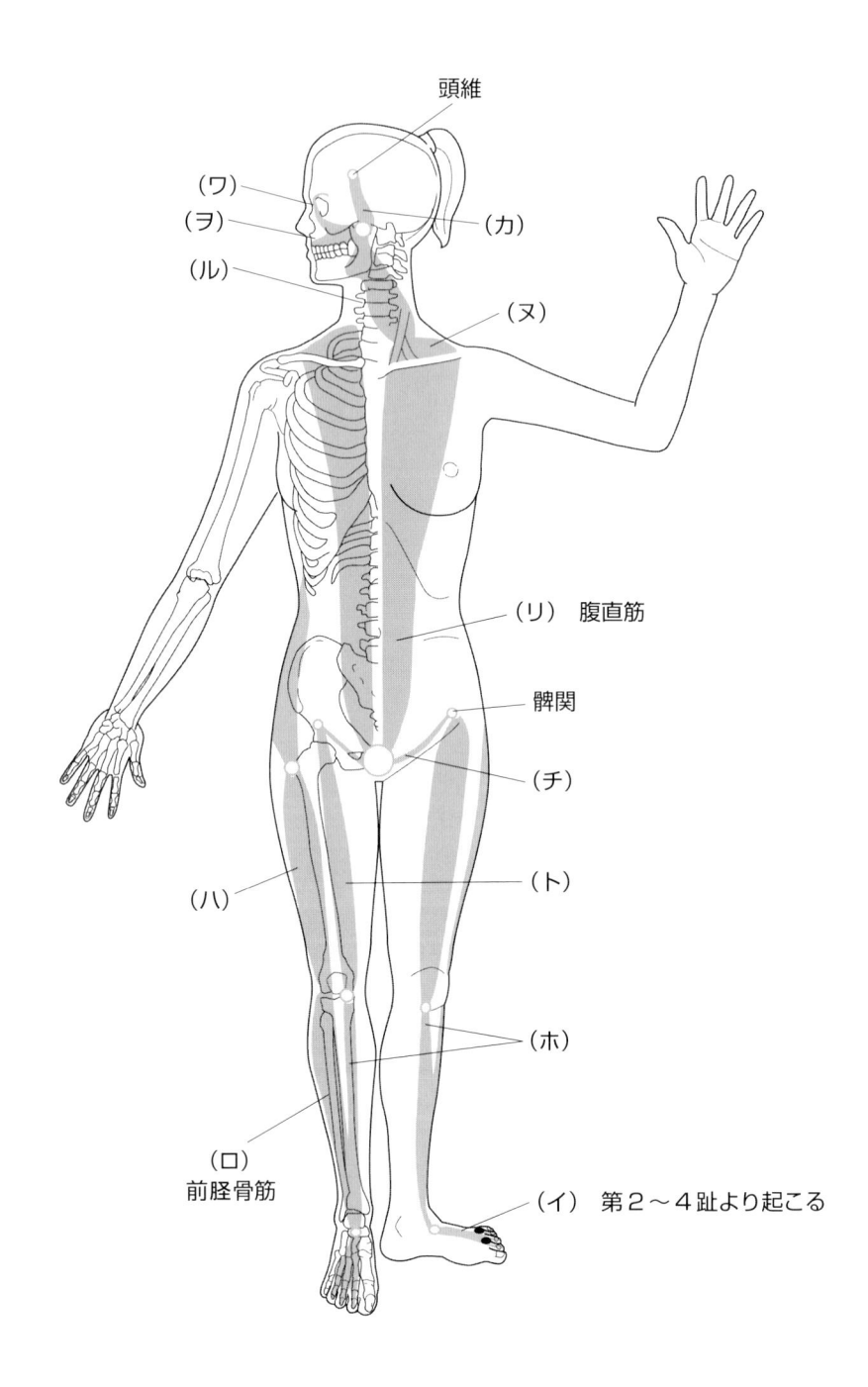

頭維

(ワ)
(ヲ)
(ル)
(カ)
(ヌ)

(リ) 腹直筋

髀関
(チ)

(ハ) (ト)

(ホ)

(ロ)
前脛骨筋

(イ) 第2～4趾より起こる

足陽明経筋①

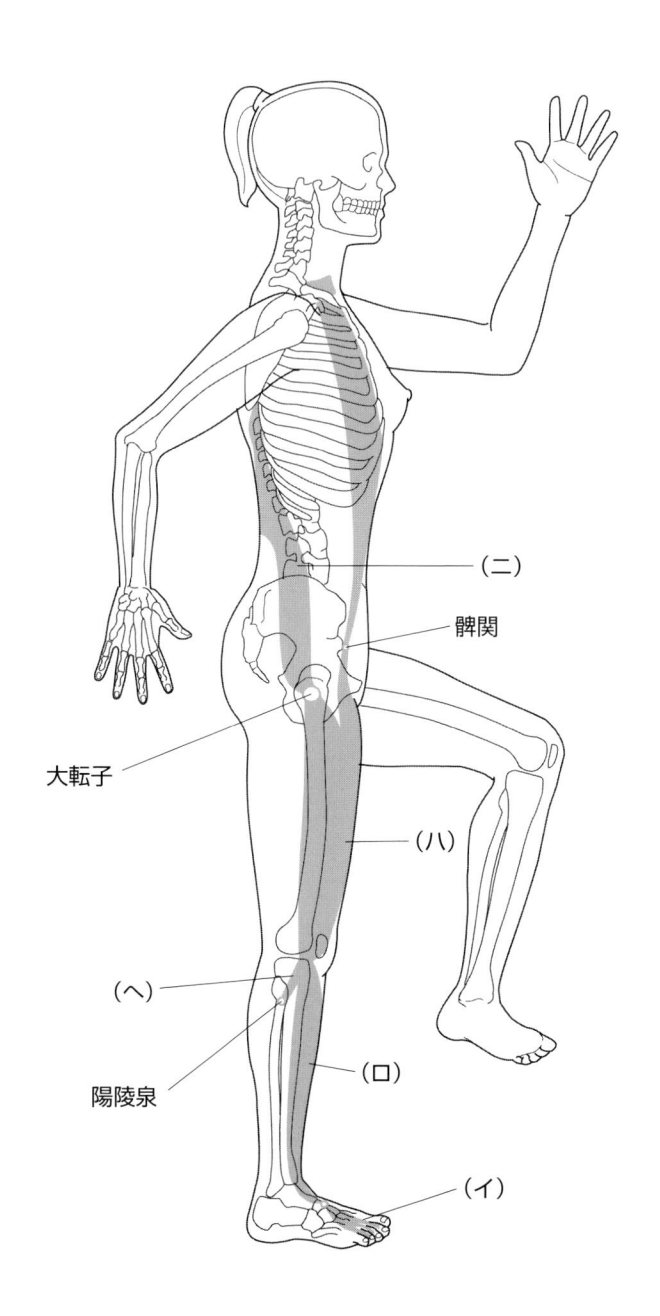

5.『霊枢』「経筋篇」に見る経筋の流注と病証

髀関

大転子

(ニ)

(ハ)

(ヘ)

陽陵泉

(ロ)

(イ)

足陽明経筋②

第１章 経筋とは

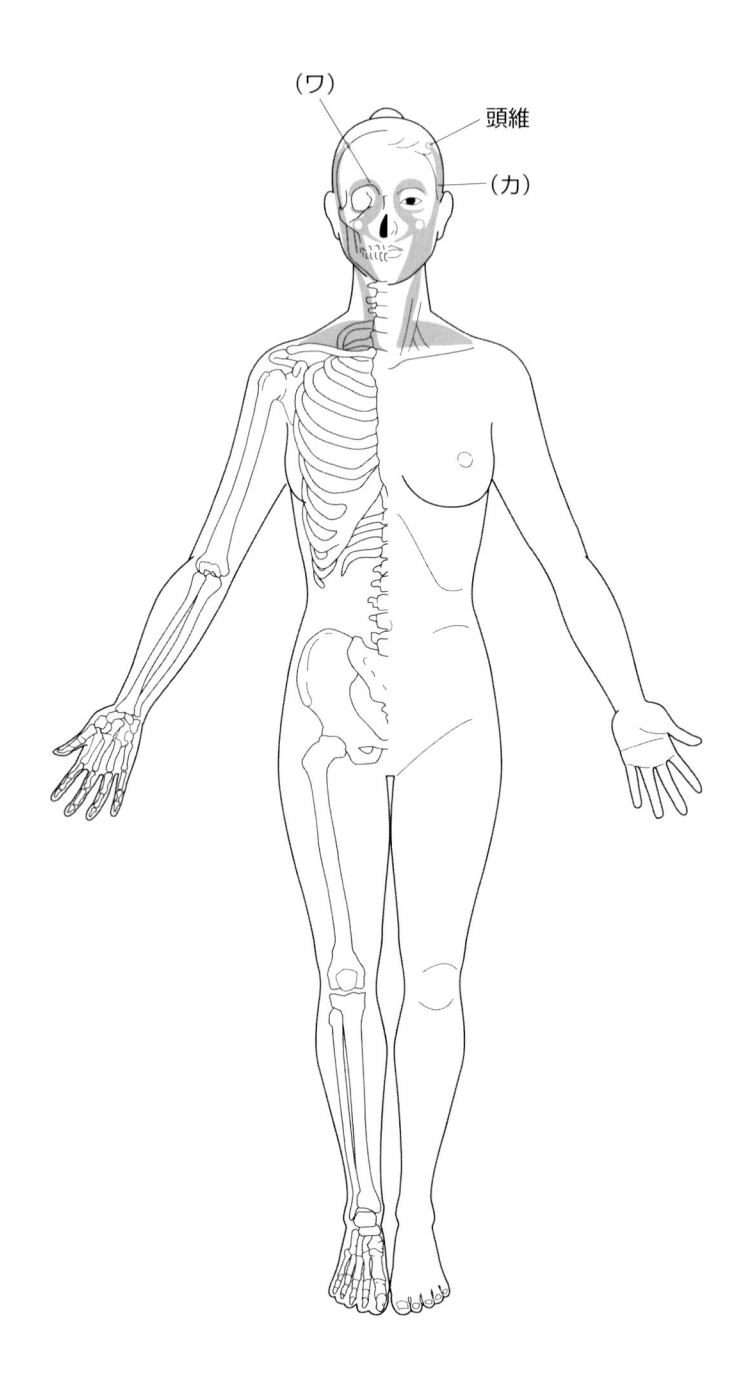

(ワ)
頭維
(カ)

足陽明経筋③

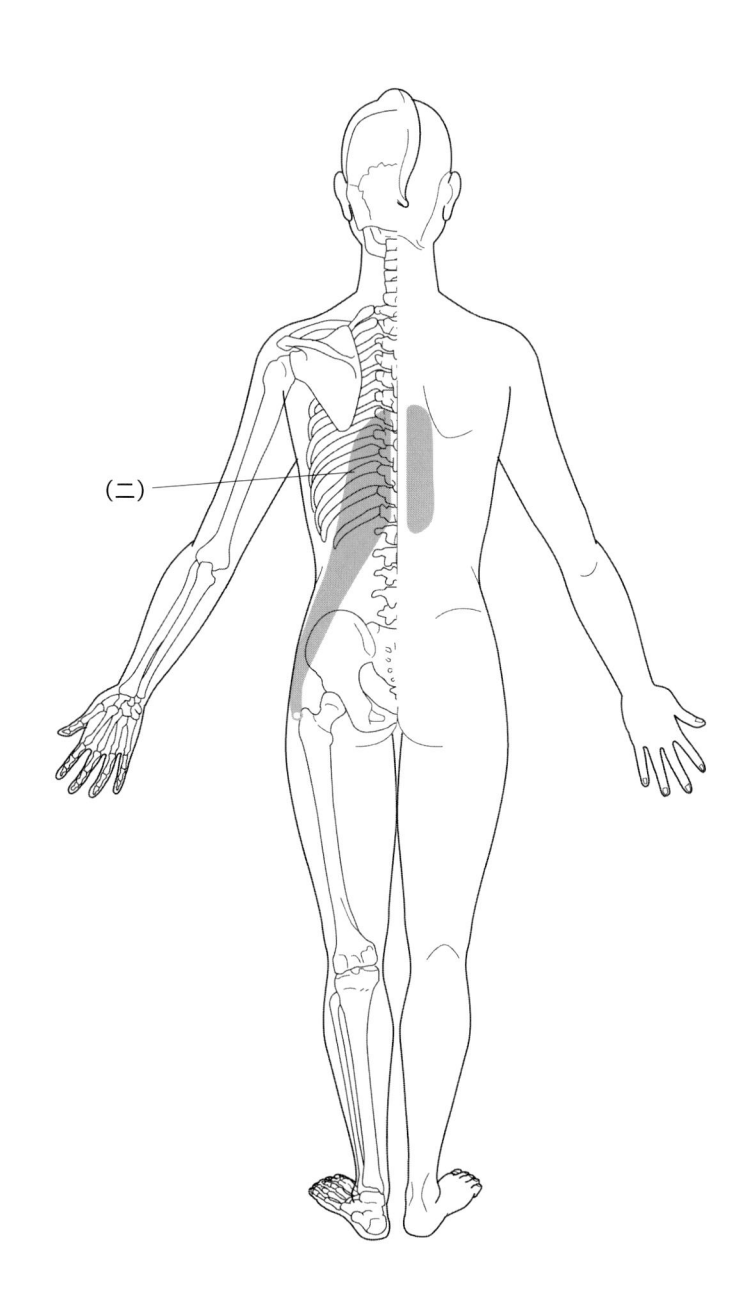

5.『霊枢』「経筋篇」に見る経筋の流注と病証

(二)

足陽明経筋④

33

●手太陽経筋●

小腸経とほぼ同様な流注を示しているが、頸部から顔面部は特徴的である。肩関節後面の三角筋後部線維、棘下筋、肩甲挙筋、頭半棘筋等の痛み、ひきつり、牽引感に対して奏効することが多い。中でも、肩後面の痛みは三角筋後部線維であるが、肝の異常があると小腸経の異常が起こりやすく、ストレスの強い人（肝鬱気滞）、閉経前後（肝血虚）に肩後面の痛みを訴える人が多い。このような場合は前谷、後谿が効果的である。

むち打ち症に対する後頸部痛に対しても有効であるが、自発痛・夜間痛等を伴う経脈病症が根底にある場合には、経脈の治療を行った後、経筋治療をすると有効である場合が多い。むち打ちでは、太陽経筋の瘀血を来す場合があり、前腕背側の小腸経上部に頑固な硬結・圧痛を認める部位があり、そういった穴処を瀉すとともに、前谷、後谿等の反応を追加すると効果的である。後谿は督脈経の代表穴でもあるが、督脈、小腸経、膀胱経の諸病に対しても有効な場合が多い。

手太陽経筋の流注

手の太陽の筋は、（イ）小指の上に起こり（少沢）、腕に結び（腕骨、陽谷、養老）、（ロ）上りて臂（前腕）の内廉を循り、肘の内側の鋭骨の後に結ぶ（小海）。（ハ）これを弾くと小指の上に響く。（ニ）入りて腋下に結び、（ホ）その支なるものは、後に腋の後廉に走る。（ヘ）上りて肩甲を繞り（肩貞、臑兪、天宗、秉風、曲垣、肩外兪、肩中兪）、（ト）頸を循り（天窓）、出て太陽の前に走り、耳の後の完骨に結ぶ、（チ）その支なるものは耳の中に入り（聴宮）、（リ）直なるものは耳の上に出で（角孫）、下って頷に結ぶ。（ヌ）上って目の外眥に属す。（ル）本のえだ（支）は、上って牙（歯）に曲がり、（ヲ）耳の前を循り、目の外眥に属し（瞳子髎）、（ワ）額に上り、角に結ぶ。

病症：その病は、小指のつっぱり、肘の内側後部が痛み、上腕から腋下にかけて痛み、肩甲骨をめぐり頸部にひいて痛む、それに応じて耳鳴りと痛みがある、顎にひいて、めまいし、見ることはできる、頸部の筋がひきつり、腫れる。

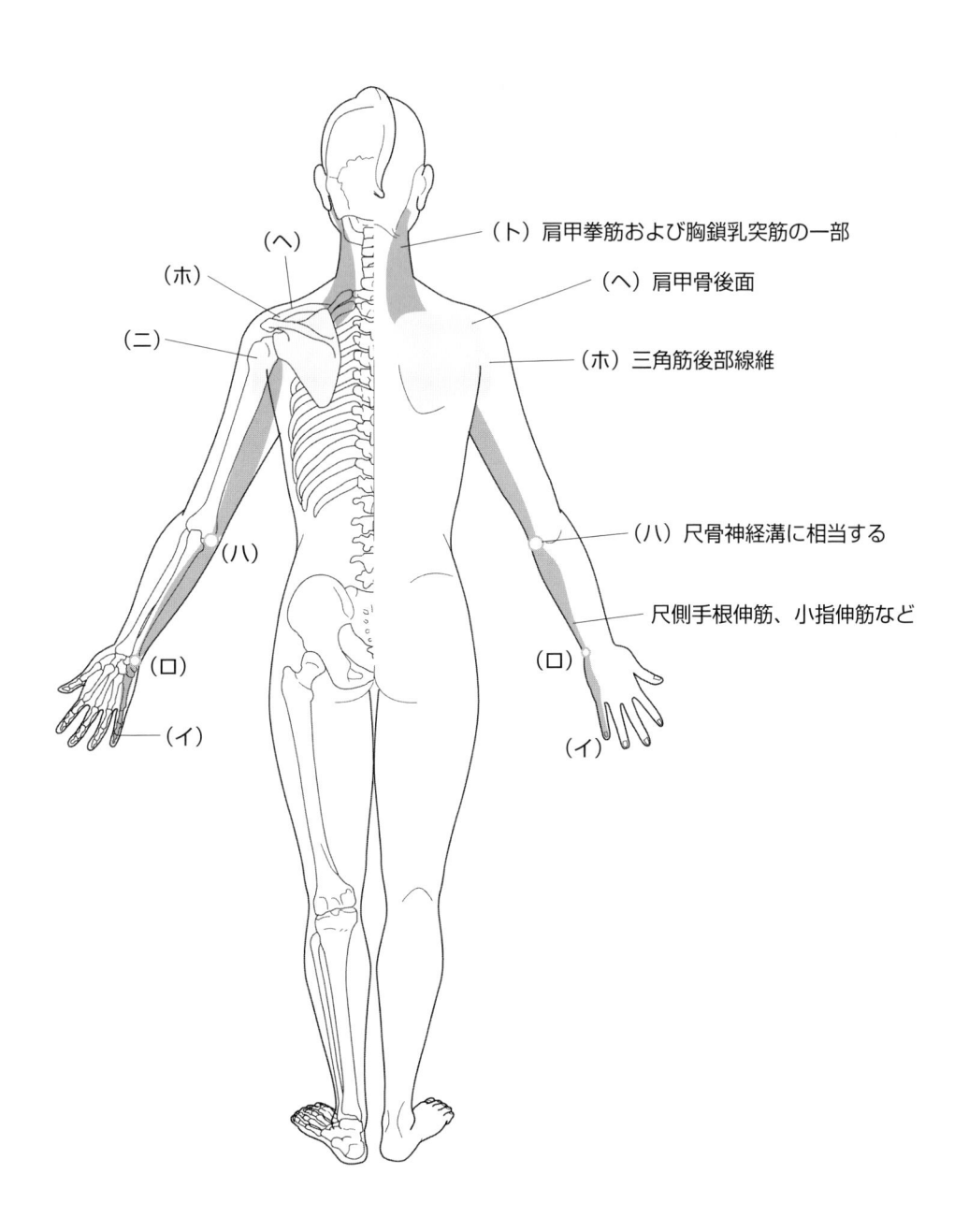

5.『霊枢』「経筋篇」に見る経筋の流注と病証

(ト)肩甲挙筋および胸鎖乳突筋の一部
(ヘ)肩甲骨後面
(ホ)三角筋後部線維
(ハ)尺骨神経溝に相当する
尺側手根伸筋、小指伸筋など

手太陽経筋①

第1章 経筋とは

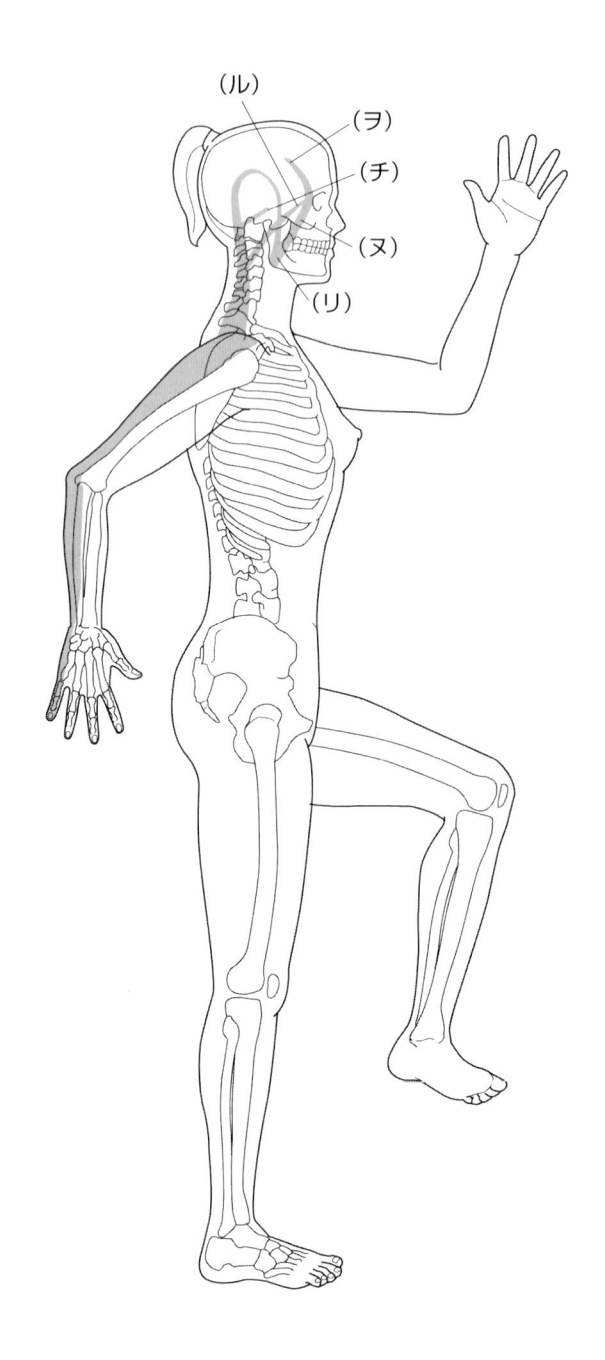

(ル)
(ヲ)
(チ)
(ヌ)
(リ)

手太陽経筋②

●手少陽経筋●

　経脈の流注と類似した走行を示している。テニス肘の一部、腱板炎のほか棘上筋、僧帽筋上部線維、斜角筋等の痛みが密接に関連するようである。

　経筋治療では、滎穴を使うことが多いが、少陽経筋病で滎穴に刺鍼して効果のない症例に対して外関を使うと良く奏効する場合がある。

　脾虚証（消化器系愁訴）を有する症例で三焦経の異常を呈することが多く、脾虚の治療とともに、液門、外関等を使うと効果的である。

　なお、肩上部のこり、ひきつり、つっぱり感を訴えるケースに手少陽経筋病が多いが、同時に足少陽経筋病を合併していることが非常に多い。

手少陽経筋の流注

> 手の少陽の筋は、（イ）小指の次指（薬指）の端に起こり（関衝）、腕に結び（陽池）、（ロ）上りて臂を循り（外関、支溝、会宗、三陽絡）、肘に結び（四瀆、天井）、（ハ）上りて臑（力こぶ、上腕二頭筋）の外廉を繞り（臑会）、肩に上り（肩髎、天髎）、（ニ）頚に走り（天牖、天鼎）、手の太陽に合す。（ホ）その支なるものは、曲頬（頬骨）にあたり、入りて舌本に繋がる。（ヘ）その支なるものは、上って牙に曲がり、耳の前を循り（角孫、耳門、和髎）、目の外眥に属す（絲竹空、瞳子髎）。（ト）上って額に乗り、角に結ぶ。
> 病症：その病は、通過するところのつっぱり、こむらがえり、舌がこわばる。

第1章 経筋とは

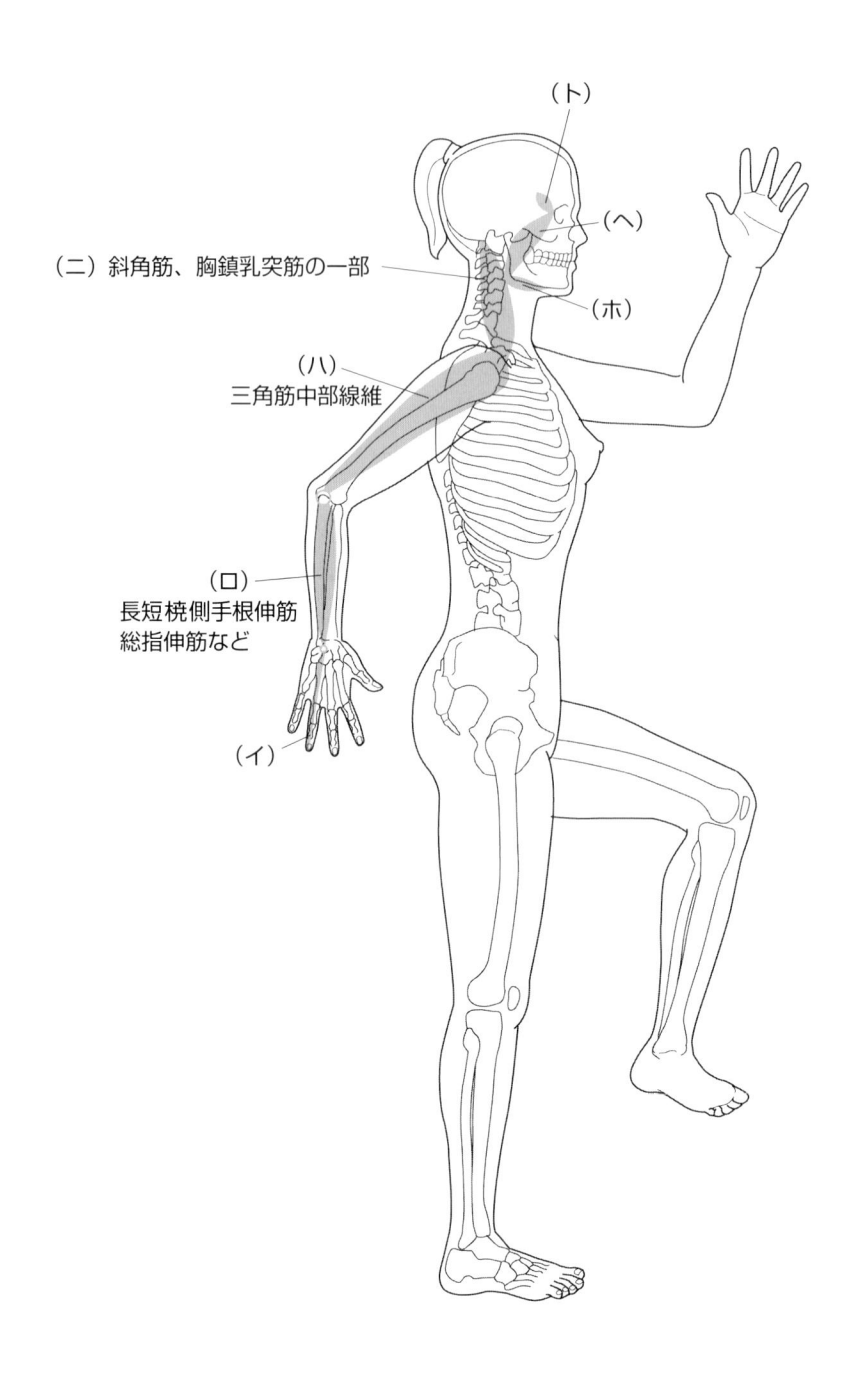

(ニ) 斜角筋、胸鎖乳突筋の一部

(ハ)
三角筋中部線維

(ロ)
長短橈側手根伸筋
総指伸筋など

(イ)

(ト)
(ヘ)
(ホ)

手少陽経筋

●手陽明経筋●

　経脈の流注と類似した走行を示すが、肩甲間部に分布することが最も特徴的である。肩甲間部のこり、痛み、つっぱり感がある場合には、経脈では膀胱経が流注するが、大腸経の経穴を使用すると奏効する場合が少なくない。二間でよいが、曲池、手三里、合谷などに反応が出やすいようである。

　肩甲間部は、心肺の陽気の注ぐところであるが、高ストレス社会から心気虚、肺気虚を呈する患者では、肩甲間部の気虚が起こり、痛いような、重いようなだるいような、いわゆる「隠痛」を自覚するケースが多い。この場合は気虚がベースで津液や血の停滞が起こって異常を呈するものであるが、きつい鍼刺激はしばしば一層気虚をひどくすることがあり、鍼治療後に発熱したり症状の増悪することが少なくない。深刺、多数鍼、強刺激等は控えるべきである。前腕背面（後面）橈側から上腕骨外側上顆部は、テニス肘とも関連する。特に、50歳前後の腎気が急速に低下する年代では、腎虚から大腸経の旺実を来して五十肩やテニス肘を訴える症例が多い。単純な経筋病ではなく、腎虚を調整しつつ大腸経を治療する必要がある。肩関節部では、三角筋前部線維および一部上腕二頭筋長頭（腱：五十肩で痛みを訴えることが多い）が関連する。頚部では胸鎖乳突筋、さらに咬筋、側頭筋へと連なるが、反対側に分布するのも特徴的であり、顔面神経麻痺等では、必ず反対側の合谷を使用することが多い。顎関節症も手陽明経筋と関連するものがしばしば観察され、二間、三間、合谷等に刺鍼するだけで開口時痛の消失するケースも見られる。

手陽明経筋の流注

> 手の陽明の筋は、（イ）大指（母指）の次指（食指）の端に起こり（商陽）、腕に結び（二間、三間、合谷、陽谿）、（ロ）上りて臂を循り、上りて肘の外側に結び（肘髎）、（ハ）臑を上り、髃（肩前面）に結ぶ（肩髃）。（ニ）その支なるものは、肩甲を繞り、脊を挟み、（ホ）直なるものは、肩髃より頚に上り（巨骨、天鼎、扶突）、（ヘ）その支なるものは、頬に上り、頄に結ぶ（顴髎）。（ト）直なるものは、上って手の太陽の前に出（天窓、天容）、左角に上り、頭に絡し、（チ）右頷に下る。
> 病症：その病は、通過するところがつっぱり痛み、こむらがえりする、肩の挙上困難、頚を左右に回して視ることができない。

第1章 経筋とは

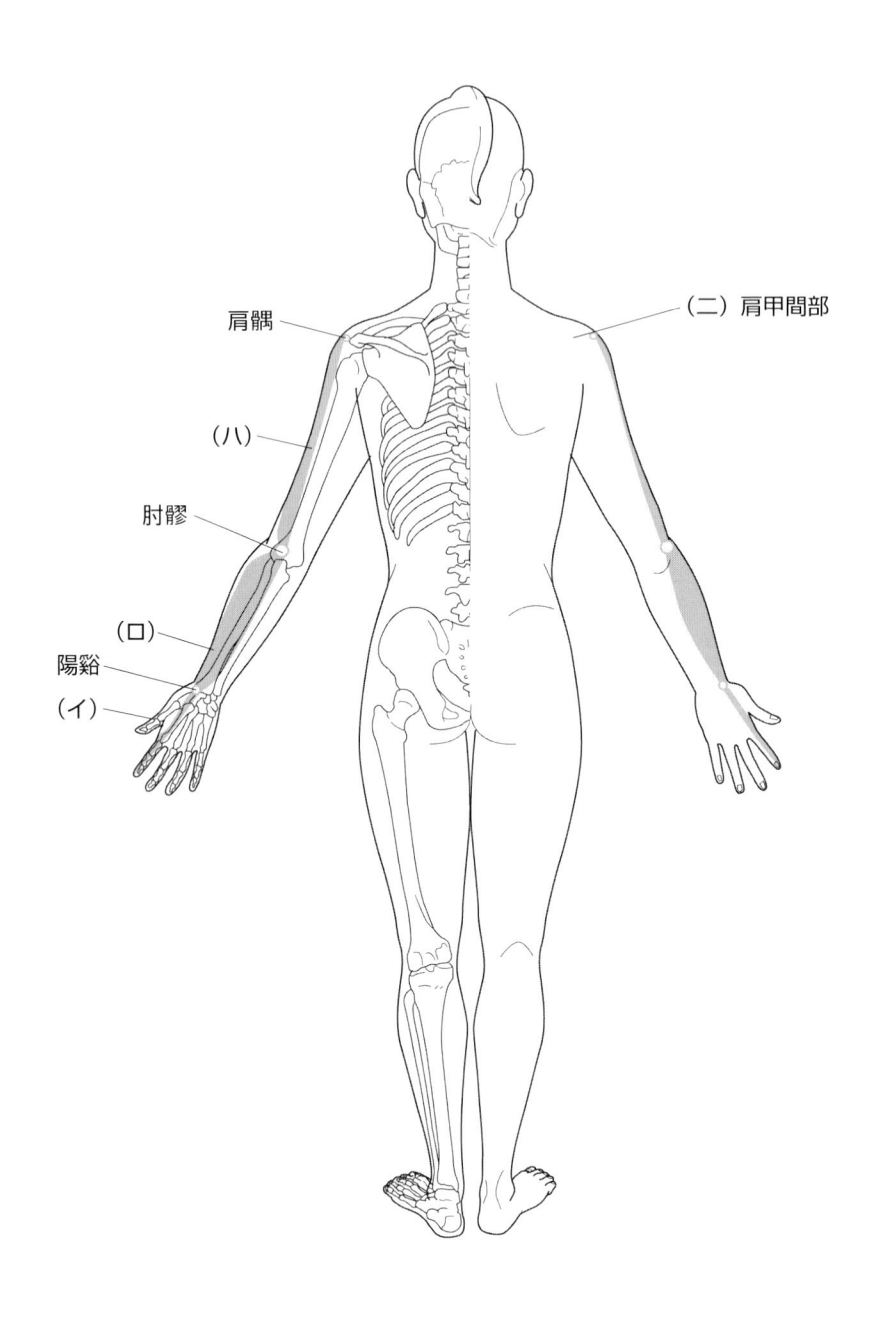

肩髃
(ニ) 肩甲間部
(ハ)
肘髎
(ロ)
陽谿
(イ)

手陽明経筋①

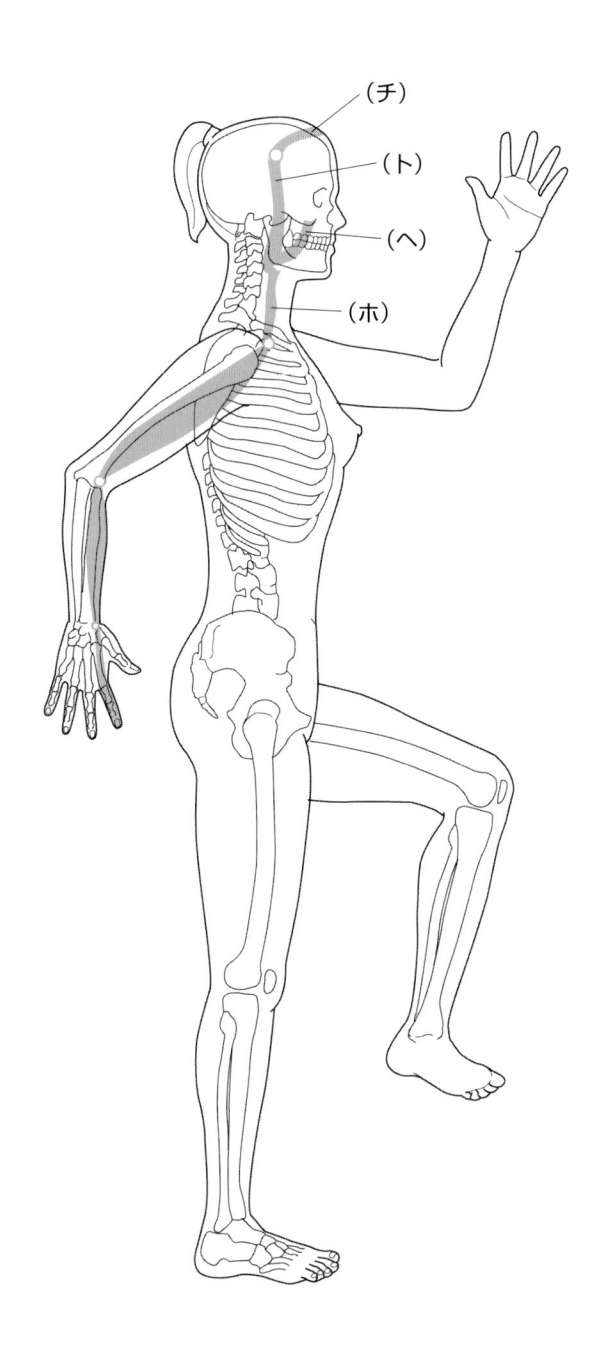

5.『霊枢』「経筋篇」に見る経筋の流注と病証

(チ)
(ト)
(ヘ)
(ホ)

手陽明経筋②

第1章 経筋とは

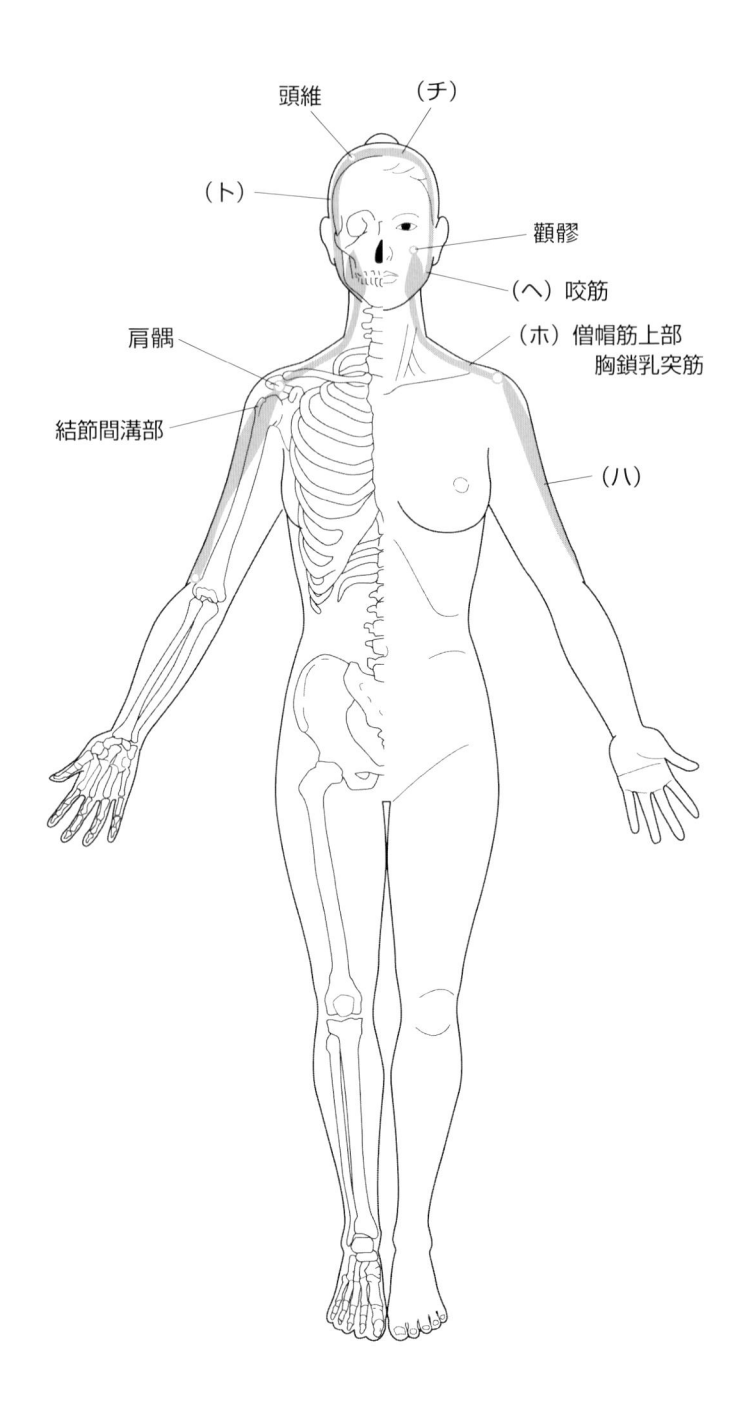

頭維
(チ)
(ト)
顴髎
(ヘ) 咬筋
(ホ) 僧帽筋上部
　　 胸鎖乳突筋
肩髃
結節間溝部
(ハ)

手陽明経筋③

5.『霊枢』「経筋篇」に見る経筋の流注と病証

●足太陰経筋●

母指内側から起こり母指のつっぱり感、下腿内側の痛み、特に大腿前面から股関節、上前腸骨棘までのひきつり感に有効とされている。膝関節内側の動作時痛を訴える症例に対して、足陽明経筋の内庭等で効果のない時には、大都、太白等を使って効果的な場合がある。

足太陰経筋の流注

足太陰の筋は、（イ）大指（母指）の端の内側に起こり（隠白）、上りて内果に結び（商丘）、（ロ）その直なるものは、膝の内輔骨に結ぶ（地機、陰陵泉）。（ハ）上りて陰股を循り、髀に結び（箕門）、（ニ）陰器に聚る。（ホ）腹に上り、臍に結び、（ヘ）腹裏を循り（腹結、大横、腹哀）、肋に結び、（ト）胸中に散じ（胸郷、大包）、（チ）その内なるものは、脊（背骨）に著（つ）く。
病症：その病は、足の母指のつっぱり、内果の痛み、こむらがえりして痛む。膝の内側下部が痛み、陰部・股関節から上前腸骨棘にかけてひきつり、痛む。陰部のひきつるような痛み、下は臍にひいて脇が痛み、胸部から脊柱の奥にひいて痛む。

第1章 経筋とは

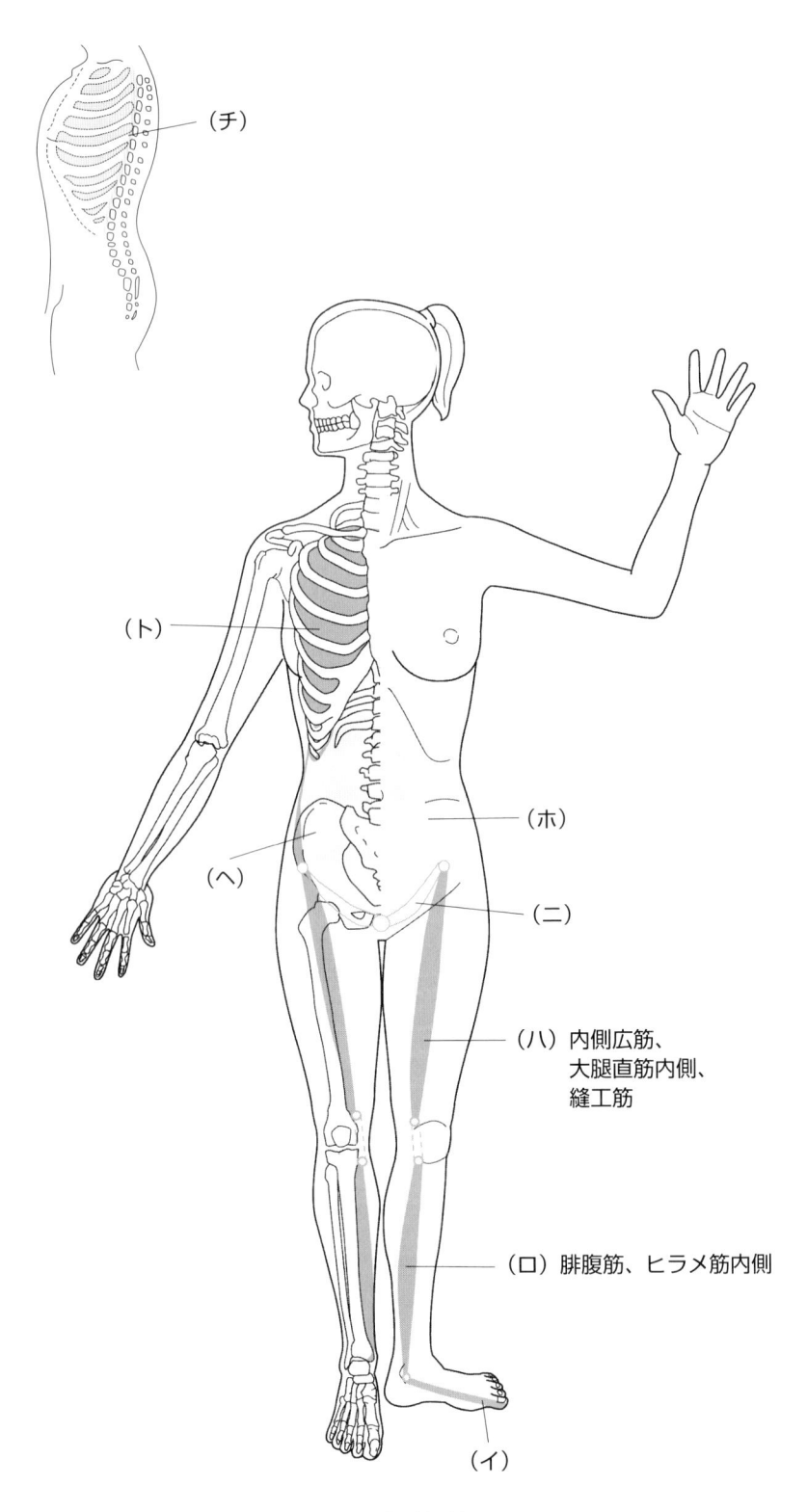

(チ)

(ト)

(ホ)

(ヘ)

(ニ)

(ハ) 内側広筋、
　　大腿直筋内側、
　　縫工筋

(ロ) 腓腹筋、ヒラメ筋内側

(イ)

足太陰経筋

●足少陰経筋●

　足の小指から起こり足底に分布する。したがって、足の裏の痛みやつっぱり感、アキレス腱内側痛、下肢後面内側痛などに有効である。なお、足少陰経筋の治療穴として、第5中足指節関節前内側（内通谷：仮称）が、非常に効果的である。

　坐骨神経痛と診断され、下肢後面のひきつり感を訴えるケースでは、足太陽経筋とともに足少陰経筋の異常を有する症例が多い。太陽経筋の通谷、束骨とともに内通谷を使うと効果的である。

足少陰経筋の流注

足の少陰の筋は、（イ）小指の下に起こり（湧泉）、（ロ）足の太陰の筋と並び、邪（斜めに）内踝の下に走り（然谷、太谿、商丘）、（ハ）踵に結び（照海、復溜、水泉）、太陽の筋と合す。（ニ）上りて内輔の下に結び（陰谷）、（ホ）太陰の筋と並び、上りて陰股を循り、陰器に結ぶ（横骨）。（ヘ）脊内を循り、（ト）膂（背部の筋肉）を挟み、（チ）上りて項に至り、枕骨（外後頭隆起）に結び、足太陽の筋と合す。
病症：その病は、足の裏のこむらがえり、および通過するところ、むすぼれるところ皆痛み、こむらがえりする。経筋に病があると、癲癇、痙攣、強直が起こる。外（背部）にあるものはうつむくことができない。内（前面）にあるものは仰向くことができない。陽病は腰が反り返り、うつむけず、陰病はあおむけない。

第 1 章 経筋とは

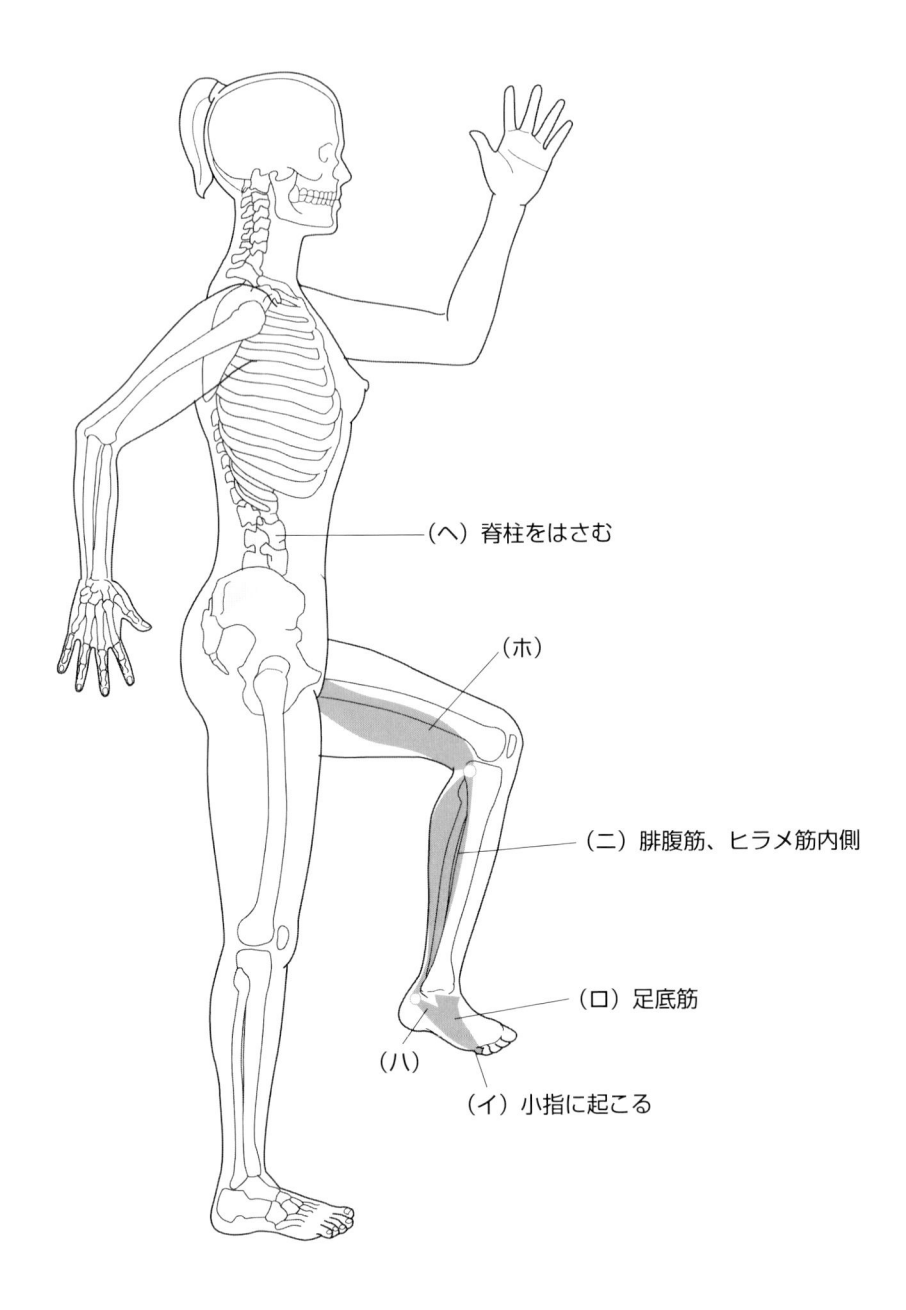

(ヘ) 脊柱をはさむ

(ホ)

(ニ) 腓腹筋、ヒラメ筋内側

(ロ) 足底筋

(ハ)

(イ) 小指に起こる

足少陰経筋①

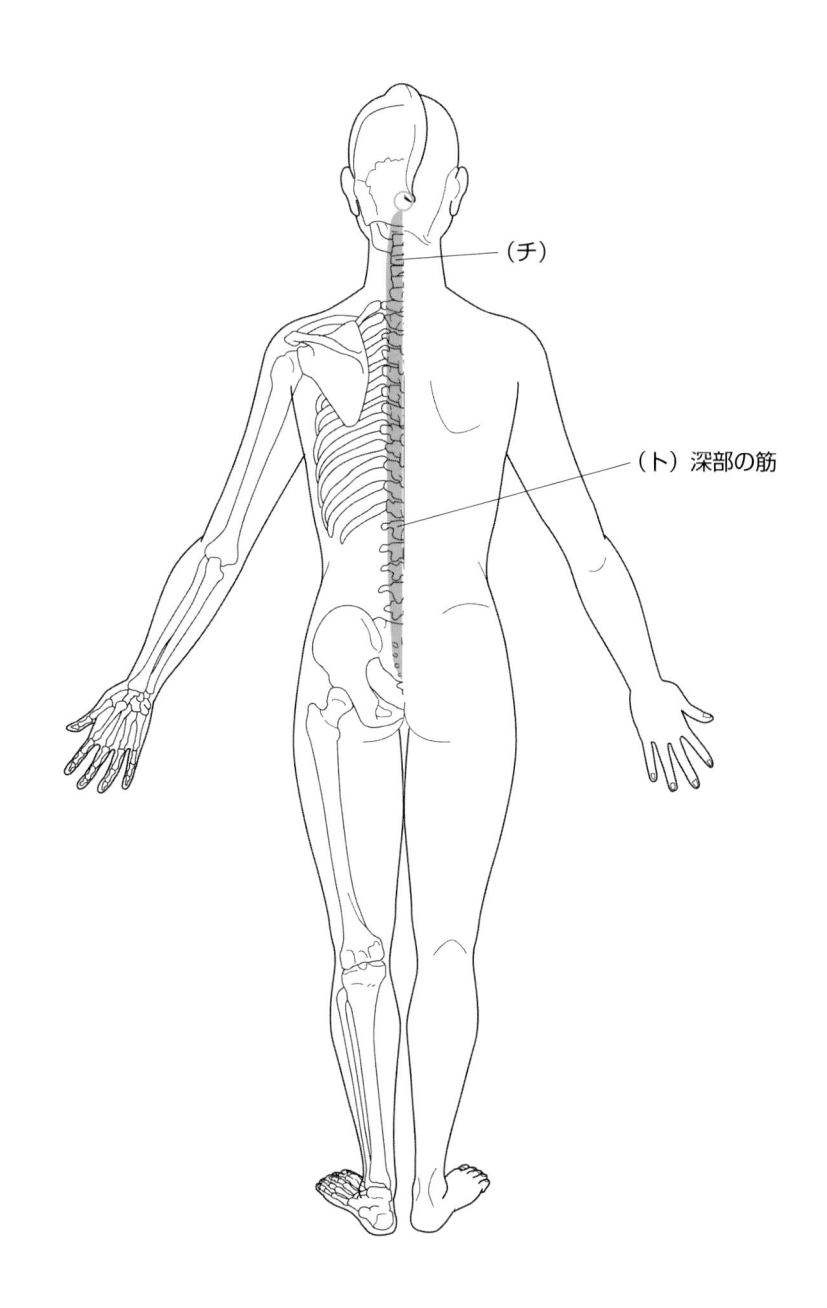

5.『霊枢』「経筋篇」に見る経筋の流注と病証

(チ)

(ト) 深部の筋

足少陰経筋②

第 1 章 経筋とは

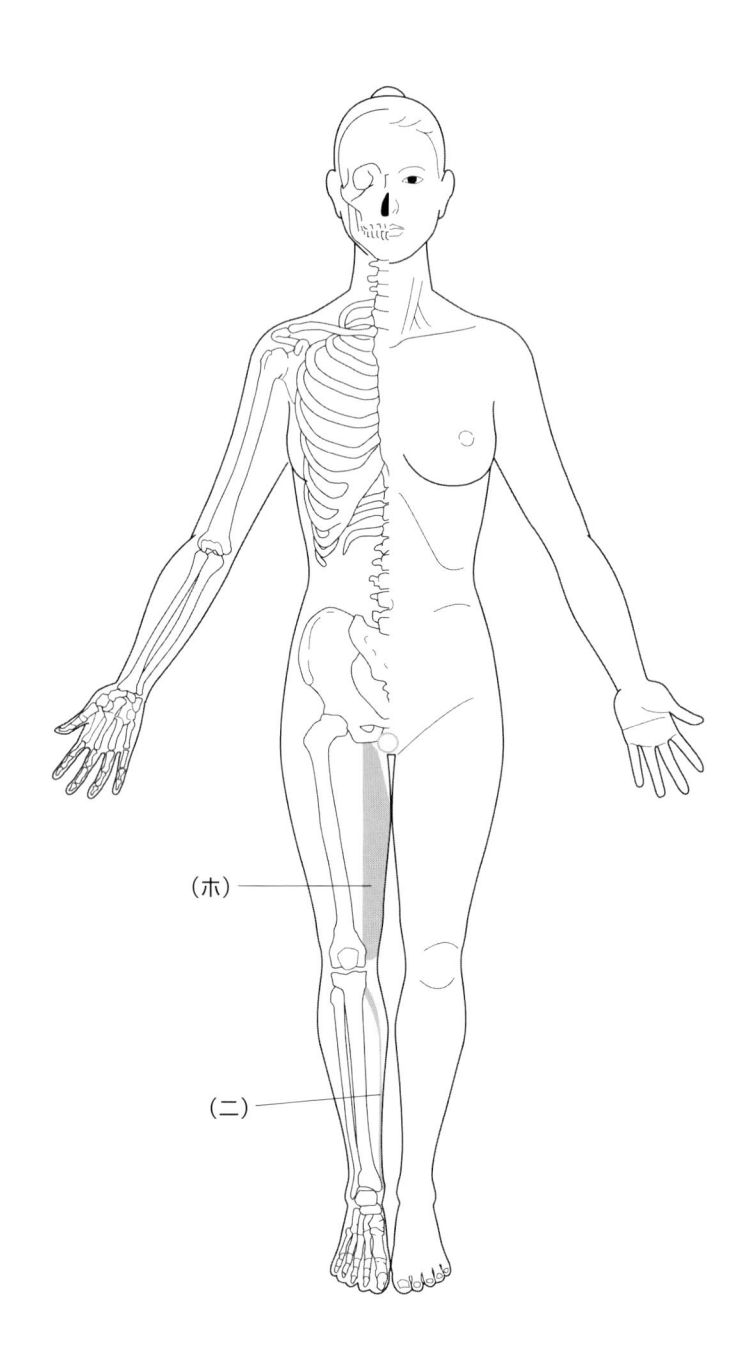

(ホ)

(ニ)

足少陰経筋③

●足厥陰経筋●

足第1、2指内側部のつっぱりやひきつり感、さらに下腿内側、膝関節内側、大腿内側部のひきつり感に対して有用である。膝関節のスターティングペインを訴えるケースでしばしば奏効する。

足厥陰経筋の流注

足の厥陰の筋は、(イ)大指の上に起こり（大敦）、上って内果の前に結び（中封）、(ロ)上って脛を循り、上って内輔の下に結び（曲泉）、(ハ)上って陰股を循り（五里、陰廉、急脈）、(ニ)陰器に結び、諸筋に絡す。
病症：その病は、足の母指のつっぱり、内果の前の痛み、下腿内側が痛む、陰部から股関節が痛みこむらがえりする、陰器が用いられず（インポテンツ）、内傷があれば陰茎が起たず、寒に傷れば陰嚢がちぢまる、熱に傷れば伸びて収まらず（子宮脱？）。

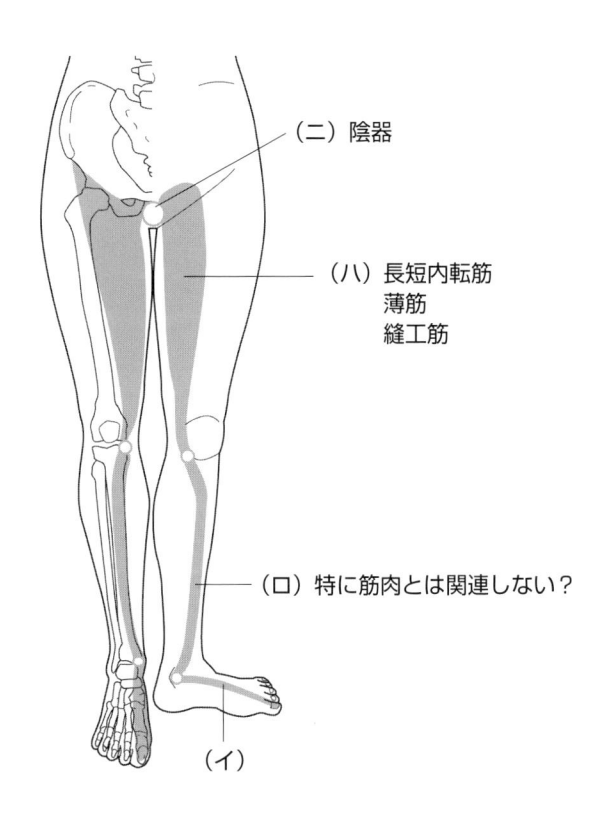

- (ニ) 陰器
- (ハ) 長短内転筋　薄筋　縫工筋
- (ロ) 特に筋肉とは関連しない？
- (イ)

足厥陰経筋

第1章 経筋とは

● 手太陰経筋 ●

　肩の付け根から肩関節前面、上腕、前腕前面に分布する。特に、上腕二頭筋長頭腱腱鞘炎は、手太陰経筋病と考えられる。魚際への軽微な皮内鍼刺鍼が非常に効果的である。

手太陰経筋の流注

手の太陰の筋は、(イ) 大指 (母指) の上に起こり、指を循って上行し、魚 (魚際の) 後に結び、(ロ) 寸口部の外側に行き (列缺)、上って臂を循り、肘の中に結ぶ (尺沢)。(ハ) 臑の内廉を上って腋下に入り (天府)、缺盆に出、肩の前髃に結ぶ。(ニ) 上って缺盆に結び、(ホ) 下って胸裏に結ぶ。(ヘ) 散じて賁 (横隔膜) を貫き、賁に合し、(ト) 下って季脇に抵 (あた) る。
病症：その病は、通過するところのこむらがえり、痛み、甚だしければ呼吸困難、脇がひきつり吐血する。

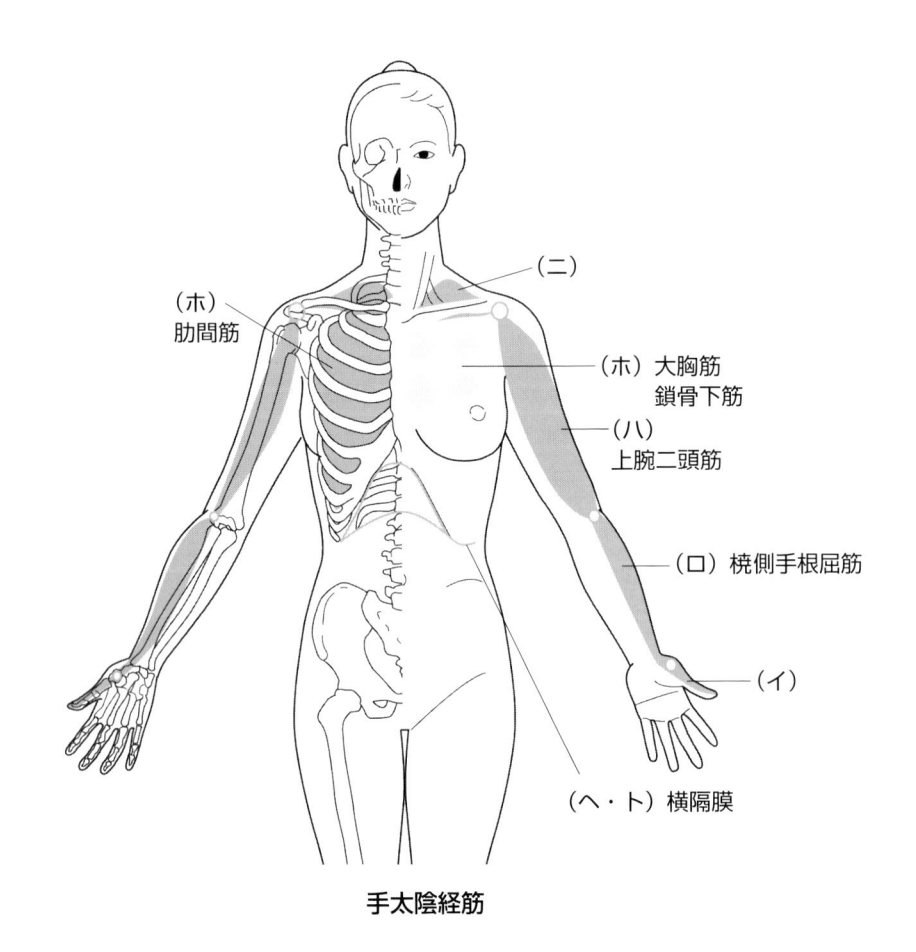

(ホ) 肋間筋
(ニ)
(ホ) 大胸筋　鎖骨下筋
(ハ) 上腕二頭筋
(ロ) 橈側手根屈筋
(イ)
(ヘ・ト) 横隔膜

手太陰経筋

50

5.『霊枢』「経筋篇」に見る経筋の流注と病証

●手少陰経筋●

胸部から上腕、前腕内側と関連する。乳癌術後の乳房部のひきつり、痛みに対して、神門への刺鍼もしくは皮内鍼刺鍼によって、刺入直後から痛みの軽減が観察される場合がある。

手少陰経筋の流注

手の少陰の筋は、(イ) 小指の内側に起こり（少衝）、鋭骨に結び（神門）、(ロ) 上って肘の内廉に結ぶ（青霊、少海）。(ハ) 上って腋に入り（極泉）、太陰と交り、(ニ) 乳裏を挟み、胸中に結ぶ。(ホ) 臂（賁の誤り＝横隔膜）を循り、下って臍に繋がる。
病症：その病は、通過するところのこむらがえり、筋肉の痛み。

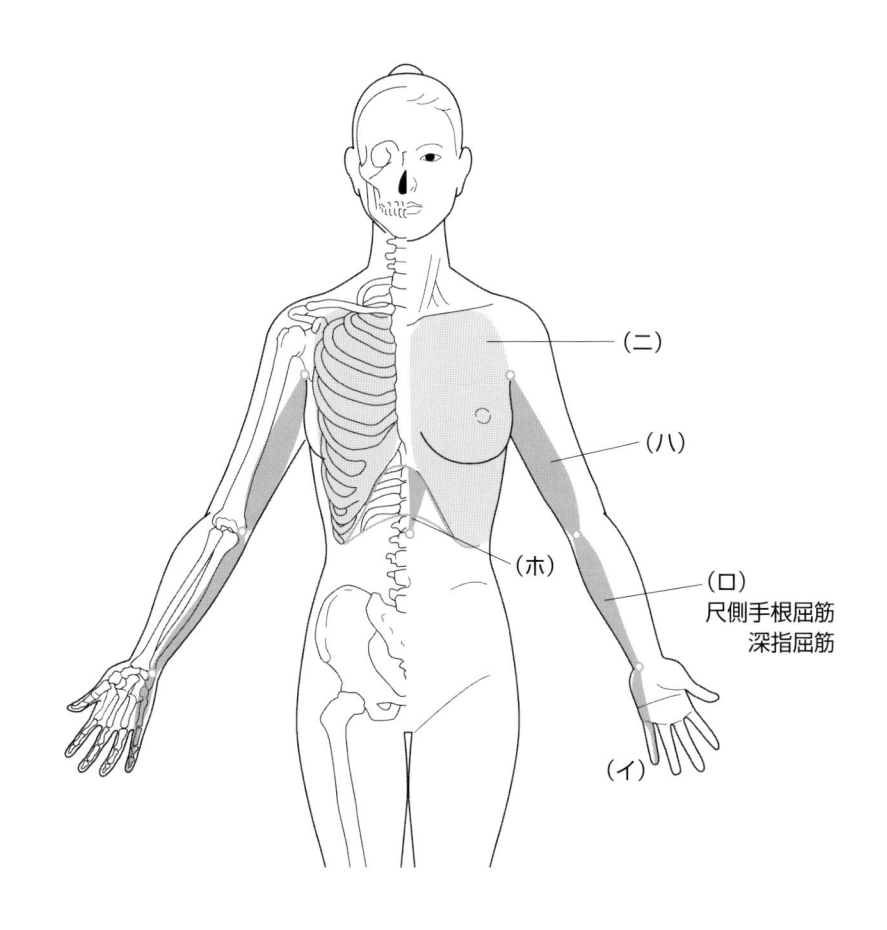

(ニ)
(ハ)
(ロ)
尺側手根屈筋
深指屈筋
(ホ)
(イ)

手少陰経筋

第1章 経筋とは

●手厥陰経筋●

上腕、前腕内側を走行することから、これらの部位のひきつり、痛みに対して有用である。

手厥陰経筋の流注

手の心主（厥陰）の筋は、（イ）中指に起こり（中衝）、太陰の筋と並び行き、肘の内廉に結び（曲沢）、（ロ）臂陰（上腕の陰の部分）を上り、腋下に結び（天泉、天池）、（ハ）下って前後に散じて脇を挟む。（ニ）その支なるものは腋に入り、胸中に散じ、臂（賁の誤り＝横隔膜）に結ぶ。
病症：その病は、通過するところのこむらがえり、痛み、前および胸痛、呼吸困難。

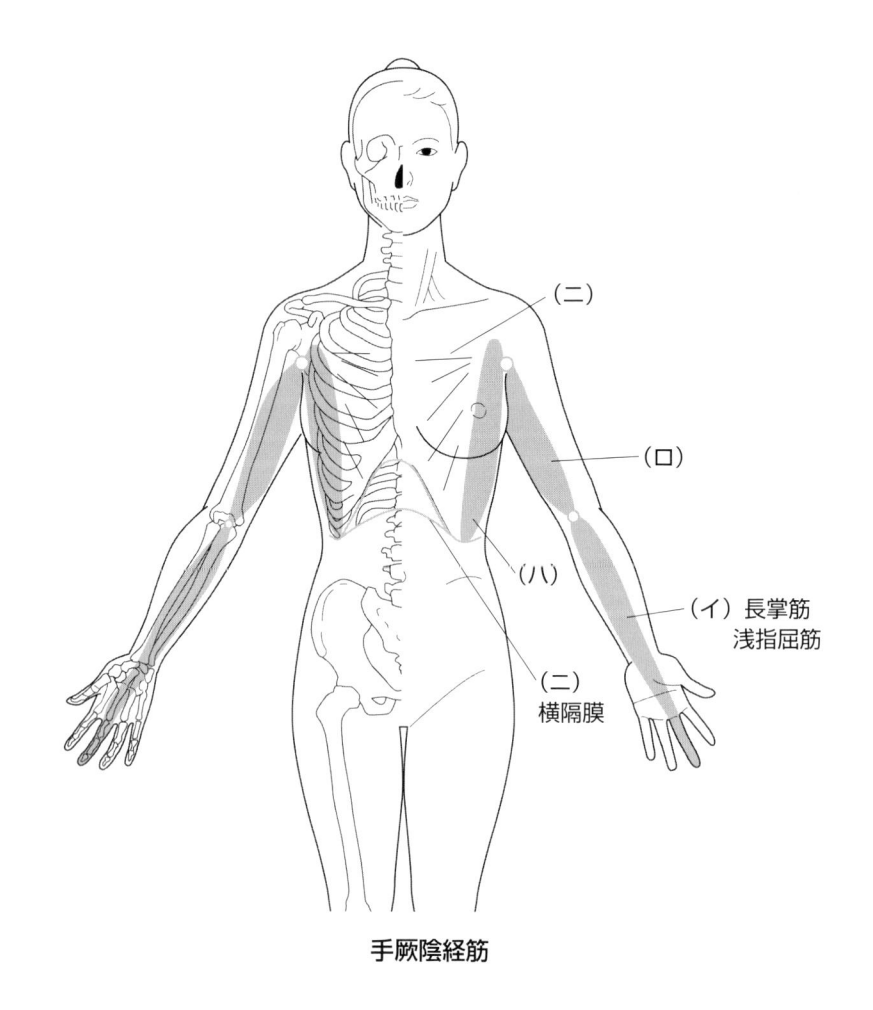

（ニ）
（ロ）
（ハ）
（イ）長掌筋
浅指屈筋
（ニ）横隔膜

手厥陰経筋

6．滎穴または兪穴を用いた経筋治療の臨床研究

なぜ疼痛局部ではなく、末梢の滎穴が効くのか？

　疼痛局所の圧痛に刺鍼しなくても、なぜ、滎穴または兪穴で効果があるのか？『霊枢』「邪気臓腑病形篇」では「外経は滎兪をとり、内腑は合をとる」と記述されている。外経と内腑は対句になっており、外と内、経と腑が対照となっている。したがって、腑は臓腑の病と考えられる、一方、経には経脈という解釈ができるが、経脈には上述したごとく細かな区分がある。経脈、経筋、皮部を包括した概念と考えることができる。ということは、運動動作時におけるつっぱり、ひきつり、痙攣、痛みなどの経筋病に対して、疼痛部局所以外にも滎穴や兪穴でも治療ができると考えられる。

> **メモ**
> 　足の母指の爪白癬（水虫）に対して、大都、行間に施灸（半米粒大1壮、毎日）を継続すると、根元の方から白癬が消失してくることがある。

　このように考えると、変形性膝関節症で関節水腫を伴った症例に対して内庭への刺鍼を行ったところ、水腫ばかりでなく膝の屈伸時痛等の運動動作時痛までが消失した理由を、経絡的に説明することができる。

五兪主病：身熱を滎穴がとり、体重節痛を兪穴がとる

　また『難経』「68難」の「五兪主病」では、滎穴は身熱、身体上の局部の炎症あるいは熱を取るツボであり、兪穴は体重節痛、身体が重いとか、節々が痛いといった身体のだるさや関節部の疼痛を治すツボとされている。そういうことから、四肢の運動器系の症状を治療するツボとして滎穴あるいは兪穴が合理的なツボと考えられる。滎穴でも兪穴でも、どちらでも反応さえ強ければどちらを使っても差し支えはないが、局部的な炎症や熱感などがある場合には滎穴を、そして、雨天や梅雨時になると重だるく痛むもの、節々が痛むものなどでは、兪穴を用いるのがよい。

7. 滎穴または兪穴で異常経筋を探る

滎穴は炎症反応の出現しやすい経穴である

　疼痛部位と関連する末梢の滎穴または兪穴の反応点に皮内鍼刺鍼をすることによって、運動時痛を軽減できることがわかったが、滎穴や兪穴は経筋の異常を知る手がかりとなる可能性がある。もし、局部に異常があるときに、そこを通過する経筋上の末梢の滎穴や兪穴に高頻度に圧痛等の反応が出現するとすれば、滎穴や兪穴の異常を見ることによって、異常経筋を診断することができる。

　そこで膝関節痛を有する患者さん40人を対象として、疼痛部位つまり膝関節の前面が痛い場合と膝の後面が痛い場合に分けて、手足の滎穴の圧痛の有無を臨床的に調査した。なお調査は同一検者がすべて検査し、徒手で滎穴もしくは兪穴の反応を見て、圧痛があるかないかを記録した。

　膝の後面の痛みを訴えた症例は6例と少ないが、膀胱経の束骨、それから内通谷（これは腎経と関連すると考えている）は6例とも圧痛が認められた。膝の後面の痛みというのは経脈・経筋の流注からすると膀胱経または腎経が関連する。6例中6例共、束骨と内通谷に圧痛が認められたことは、非常に興味深い。

　次に34例の膝関節の前面の痛み、運動時痛を訴えるケースについて同様な調査を行った。すると、外陥谷、陥谷、また外内庭、内庭、地五会、俠谿の圧痛出現率が、他の部位に比して明らかに高いことが観察された。膝関節前面部は足陽明経筋の流注と関連する。そして、圧痛が高頻度（70〜80％）に観察された（p.64 資料A）。これらの経穴はいずれも足陽明経筋に属している。このことは、生体に何らかの異常がある場合には、特定のルート上の末梢の経穴部に陽性反応が出現する可能性を示している。

第 2 章
経筋治療の実際

1．経筋病の診断

1）異常経筋の選択

　経筋を使った治療の適応は、あくまでも動作時のつっぱり、ひきつり、痙攣、痛みといった経筋病であることが前提である。したがって、重だるさ、痺れ、安静時痛、夜間痛といった愁訴は、経脈や臓腑に由来する愁訴であり、経筋治療や局所治療では限界があり、臓腑病や経脈病としての治療が必要であることを明確に認識しておく必要がある。

　また冷えると悪化するなど症状が天候に左右される場合、ストレスによって悪化する場合、食事・睡眠・便通の異常と関連する場合なども臓腑や経脈の病証をメインにした治療が不可欠であり、経筋治療や局所治療では、一時的または十分な効果は期待しがたいことを認識する必要がある。異常経筋を判断する方法として、肩前面の運動時痛を有するケースで説明する。

①苦痛や愁訴のある部位が、どの経筋の走行ルートに一致するか？

　「経筋篇」に基づく各経筋の走行ルートを思い起こしながら、患者の訴える疼痛部位と関連する経筋を明らかにする必要がある。たとえば、肩関節の屈曲時に肩関節前面が痛む場合、肩関節前面を走行する経筋は手太陰経筋、手陽明経筋の2本があり、これらの経筋のいずれか、あるいは2者の異常が合併して起こる場合が考えられる。より効果的な臨床成績を得るためには、適切な診断と正確な治療手技が要求される。したがって、できるだけ詳しく、異常のある経筋を絞り込む必要がある。

②苦痛部位に対する種々の運動動作を負荷し、最も症状の誘発される負荷動作時に、いずれの経筋に沿って症状が出現するかをみる。

　これらの方法を実施することによって、容易に異常のある経筋を推測することができる。

※運動負荷1：肘関節軽度屈曲位にして術者が一方の手で肘を固定すると同時に、他方の手で手首を把持して、術者が行う肘関節の伸展負荷に対して、患者は術者に逆らって肘関節の屈曲動作を行わせる。このとき患者の自覚する痛みの部位と関連する経筋を明らかに

する。

※運動負荷2：肘関節伸展位にしてストレッチテストの要領で、術者が患者の肩関節を過伸展する。このとき患者の自覚する痛みの部位と関連する経筋を明らかにする。

2）異常経筋の決定

　異常のある経筋が推測できたなら、具体的に異常を有する経筋を決定する必要がある。そのために、以下のような手順をふむ。

①異常を有する部位に徒手的に荷重（筋であれば等尺性収縮：負荷がかかりさえすればどんな方法でもよい）をかけて症状を誘発する。

　このことによって、異常のある経筋を知ることが可能である。筋肉痛や筋膜症、捻挫等の運動器系軟部組織損傷では、障害部位に負荷をかけることによって、容易に症状を再現・誘発することができる。誘発された疼痛部位に一致して走行する経筋を選択するのは容易だ。

> **メモ**
> 　ただし、荷重負荷を不用意に行わせると、症状を悪化させる危険があるため、細心の注意を払い、徐々に負荷量を増加させながら症状を誘発させる必要がある。

②疼痛部位に過伸展（筋であれば伸張運動）を行って、誘発される疼痛部位と関連する経筋を選択する。

　運動器系に炎症等の異常がある場合には荷重負荷を加えると疼痛を誘発させることができるが、過伸展を行っても同様に疼痛を誘発することが可能である。このような方法によって、誘発された疼痛部位がどの経筋と一致するかを確認することができる。なお、荷重負荷やそれ以前の段階で明確な異常を確認できたならば、あえて過伸展負荷等を行う必要はない。患者の自覚する苦痛を治療者が正確に理解することは難しい。しかし、運動器系の異常であれば、種々の運動動作を負荷することによって患者の自覚する苦痛を再現できる。

> **症例**
> 　35歳、男性。右肩関節の頑固な痛みを訴える。疼痛部位は、いろいろ肩を動かしてみると、肩前面外側の肩髃付近だと言う。二間、三間、合谷等にはほとんど反応がない。しかし、これらの経穴に

皮内鍼をするが無効。疼痛部位とは離れた魚際、列欠には鈍い反応がある。そこで魚際に皮内鍼を刺入した途端、肩痛は消失した。必ずしも自覚的疼痛部位が病態と一致しているわけではないようである。

メモ

向野義人氏らが提唱する「経絡テスト」があるが、本法は異常経絡を知るというよりも、異常経筋を知るのに有益な運動診法といえる。

また、整形外科で行われる種々の徒手検査法の中には、負荷テストが多い。例えば、上腕二頭筋長頭腱腱鞘炎に際して行うスピードテスト、ストレッチテスト、ヤーガソンテストはいずれも長頭腱に負荷をかけるテスト法で、こういった徒手検査法を活用するとよい。

③経筋上の関節部にある経穴の反応を見る。

経筋は関節部で「結」するのが特徴とされている。したがって異常のある経筋走行上の、主要な関節部近傍に硬結、緊張、圧痛等が出現することが多い。他の経筋上の経穴と比較して異常と思われる経筋上に圧痛や硬結などが認められる場合には、その経筋の異常である可能性が高い。また、圧痛や硬結等の反応点はそのまま治療点として使用することができる。肩の場合では、太陰経筋では尺沢や列欠、太淵などを確認する。手陽明経筋の場合は、曲池、合谷などを確認するとよい。

④滎穴、兪穴の反応を各経脈ごとに比較する。

滎穴は経脈上の熱を取ることができ、兪穴は経脈上の重だるさや関節部の疼痛を取るのに効果的とされている（五兪主病）。関節や筋肉に炎症がある場合には、滎穴に軟弱、圧痛、熱感などの反応が出現することが多い。また、天候不順などにより身体の重だるさや節々の痛みを訴える場合には、兪穴に反応が出現することがよく経験される。滎穴や兪穴の反応を比較することによっても、異常のある経筋がわかる。そして、その反応点をそのまま治療点として使うことができる。滎穴や兪穴の反応は、経筋の異常のみに選択的に出現するものではなく、経脈の異常によっても反応を示すことから、当然東洋医学的な証の弁別をする必要がある。

しかし、経筋病に対する診療においてもっとも顕著な効果を発揮するのが、これらの滎穴や兪穴と言っても過言ではない。

　手太陰経筋では圧倒的に魚際に反応が出る。注意して観察すると必ず過敏な経穴反応に触れることが多い。手陽明経筋では、二間、三間、さらに合谷にも反応が出現しやすい。

　滎穴の反応としては、直径が5㎜程度のごく狭い範囲で表面が軟弱で力のない経穴反応を触知することが多い。軟弱である分、骨をすぐ皮下に触れることから、軽度の圧迫によって強い圧痛を訴えることが多い。滎穴に反応がなければ兪穴を確認する。足太陽経筋の場合は、京骨から束骨付近の第5中足骨外縁部に反応が出ることが多く、注意深く触診するとごく限られた場所に過敏スポットを見つけることができる。過敏で強い圧痛を訴える場合には、皮内鍼刺鍼等によって即効で効果を得られることが多い。

⑤**接触負荷テストにより症状が変化するかどうかをみる。**

　関節部近傍に出現した反応点や滎穴、兪穴等の経穴の反応点が明らかになれば、その部位に圧迫または接触刺激を行いながら、運動負荷を行わせてみる。経筋に異常があれば、軽微な圧迫や接触刺激だけで、運動時痛が軽減されることが多い。この方法を使うことによって異常のある経筋を探ることができるとともに、同一経筋上においてどの経穴を治療点として選択すればよいかが簡単にわかる。

> **メモ**
> ①物理刺激効果に関する実験研究では、侵害刺激としてピンチングなどの強い刺激が加えられることが多い。しかし、圧痛の強い経穴に指頭で軽く触れるだけで関節の運動時痛が変化する場合が少なくない。
> ②銀粒子などの貼付療法でも一定の効果は観察される。刺激を与えると直後から刺激部位とかけ離れた炎症（障害）局部の愁訴が変化し、接触した指頭や貼付したものを除去すると症状が再現されることが多い。したがって、貼付療法や皮内鍼刺鍼が有効であることが多い（詳しくはP.69「参考2：皮内鍼の使用」参照）。

2．経筋病の治療方法

1）治療点の決定

治療穴は、以下のように決めるとよい。

①**前述した軽度の接触負荷テスト（P.64参照）によって、運動動作時痛に対してもっとも影響がある経穴を選択する。**

負荷テストによって症状の変化しない経穴部位に治療を行っても、臨床的効果は期待できない場合が多い。

②**榮穴または兪穴のうち最も圧痛が強い経穴を選択する。**

③**随証選穴を考慮する。**

運動器系のオーバーユースや外感（特に寒、湿邪など）の感受によって引き起こされた経筋病の場合には、上記の負荷テストによる反応点や榮穴または兪穴の治療が効果的な場合が多い。しかし、臓腑や経脈、気・血・津液の異常にともなう運動器の症状に対しては、あまり効果が期待できないようである。このような場合には、臓腑病証、経脈病証、気・血・津液病証など弁証に基づいた治療（随証療法）を行うことによって、特に経筋に対する処置をしなくても効果的な場合がある。

つまり、経筋の処置だけでは臓腑や経脈の病証に対する治療は難しいが、臓腑や経脈の病証に対する治療は、経筋の異常に対しても効果的なことを示している。このことは、経脈や臓腑機能の調整をはかることは、結果として経筋にも影響を及ぼしうる可能性が高いことを示唆している。特に、外感病が合併している場合には、外邪が気血の流通を阻害するために治療効果があがりにくく、外邪を取り除かない限り通常の鍼治療では効果の上がりにくいことが少なくない。

なお、臓腑・経脈病証等から経筋に異常が及んだものは、臓腑固有の症候や経脈に沿った運動器系愁訴以外の症状（経脈上の器官に関連する愁訴）を合併していることが多く、これらの愁訴の確認が必要である。

④**局所的な最圧痛点を選択する。**

遠隔部位の反応点を種々選択しても効果が得られず、随証治療で

も効果がない場合には、疼痛部位局所の最圧痛点を選択する。特に、急性腰痛で夜間痛や安静時痛を認めるような「瘀血証」が疑われる疼痛には効果的な場合が多い。しかし刺激過剰や深刺はかえって症状の増悪を招く場合があり、細心の注意が必要である。

2）治療方法

①皮内鍼を使用する。

　榮穴や兪穴に対して治療を行う場合には、皮下組織が薄くすぐ下の骨膜に触れることから、通常の刺鍼方法や円皮鍼では不快な疼痛を訴えることが多く、垂直刺入（直刺）は適切ではない。したがって刺鍼は横刺か皮内鍼刺入が推奨される（極浅い円皮鍼であれば使用可能である）。

　経筋の走行（流注）は、末梢から中枢に向かうとされていることから、手・足ともに鍼先を中枢側に向けて刺入するとよい。深く刺入する必要はなく、0.5 mm程度（5 mmではない!!）皮内に刺入するだけでも十分である。

　※1　「鍼は刺すもの」といった先入観をもっている人が意外に多い。当初は3 mm程度刺入する切皮置鍼等を行っていたが、徐々に刺入深度を浅くし、さらに皮内鍼を使って1 mmも刺入しなくても、治療効果には差が見られないことを確認している。

　※2　皮内鍼が皮膚に固定されていれば、それで十分効果が得られる。患者が刺されたことをまったく感じない程度の刺激でも、症状が顕著に変化することが多い。

　※3　また、金属粒子の貼付によっても効果が得られることも確認している。

　※4　非常に軟弱かつ過敏な反応点を見つけることが重要である。

②関節部近傍の反応点に刺鍼する場合、反応のある深さ、皮下硬結等の形状を正確に触診し、反応のある部位に鍼が接するか、または硬結部に浅く入る程度まで刺入（この場合は直刺）する。

　その深さは、刺鍼抵抗の変化や鍼のひびきを目安として確認することができる。置鍼法はしてもしなくてもあまり差はないようである。

　関節痛が愁訴であって、近傍に頑固で顕著な運動時痛がある場合には、深部に硬結・緊張・圧痛を認めることが多く、経脈・経筋の

湿痰・血瘀と考えられる。この場合には、末梢の滎穴や兪穴だけでは充分な効果の得られないことが多い。硬結に当てるように刺鍼して瀉法の手技を行うか、ひびきを確認して抜鍼するとより効果的である。このような局所の血瘀が見られるときは積極的に局所治療を併用する方がよいようである。しかし、局所のズキズキするような激痛が消失したなら、局所治療はする必要がなく、滎穴や兪穴などの皮内鍼刺鍼で十分コントロールしうる。

③局部に冷えや重だるさを伴うような場合、灸治療も効果的であり、半米粒大程度のモグサで1～3壮程度の透熱灸を行うのもよい。

風寒（冷え）にさらされて経筋病を来すことは意外に多い。オーバーユースや捻挫などの明確な理由がなくて、朝目が覚めたときから腰が痛い、肩が痛くてあがらない、あるいは膝が痛い……などは冷えによって生じた経筋病である場合が少なくない。局所への灸刺激でも良いが、末梢の滎穴や兪穴等への皮内鍼刺鍼あるいは灸刺激でも有効である。

④局所への深刺・強刺激は要注意!!

一般的に鍼の刺入はやや浅めがよく、深刺はかえって症状を増悪させたり、治療後に違和感を残す場合があることから、注意が必要である。特に、スポーツ選手にきつい鍼感（鍼響）はかえってパフォーマンスを低下させるおそれがある。

また、筋肉内に到達するような深部への頻回な鍼刺激は「鍼刺中筋」として、当該筋の麻痺やひきつり感の憎悪が起こる原因の1つとみられており、厳に慎まなければならない。

⑤単純な経筋病か否かの鑑別が重要。

経脈病証や臓腑病証から引き起こされた経筋病の場合には、随証療法による治療が最優先であり、経筋治療や局所治療だけでは、効果が一時的かあまり効果の得られない場合が少なくない。

※1　より詳細な診察を行って、患者の満足のいくような効果を提供する必要がある。

※2　運動時痛があれば、経筋病が存在することは事実である。そこで、経筋治療を行って効果を観察し、症状が取れてしまえば、単純な経筋病であったことがわかる。

※3　経筋治療を行ったにもかかわらずほとんど効果がないか、軽度の変化しか見られない場合は、経脈病や臓腑病から生じたものと考えるべきである。

※4　疼痛局部以外にも経脈流注上に他の症状がある場合は、経脈病証を疑う。

※5　疼痛局部以外に、睡眠、便通、食欲異常のほか、臓腑固有の症候を認める場合は、臓腑病証が存在することを考える必要がある。

※6　冷えると痛む、雨降り前になると痛む……等の場合は、単純な外感病の場合と内生五邪（内風・内寒・内湿・内燥・内火）による場合があり、後者では、臓腑病証として診療する必要がある。

※7　ストレスや体調の変化によって悪化する場合にも、臓腑病を合併していると考えるべきである。

参考1：指頭接触負荷試験（FCT：Finger Contact Test）による治療経穴の選穴法

　動作時のつっぱり、ひきつり、痙攣、痛み等の運動時愁訴は「経筋病」と判断されるが、この場合、疼痛部位を通過する経筋上の末梢の滎穴または兪穴を刺激すると効果的である。このことは、疼痛局所と末梢の滎穴との間には密接な関連があることを示唆するものである。膝前面の疼痛を有する34症例について、手足の滎穴の圧痛を調査した結果、足陽明経筋上の内庭、外内庭に77％の症例で圧痛が観察され、さらに侠谿にも62％の症例で圧痛が観察されることがわかった（資料A）。しかしそれ以外の滎穴では44％以下であり、内庭、外内庭、侠谿が膝前面と深くかかわっていることは明らかである。膝前面部の炎症は明確であるが、それ以外にも生体は広範囲に反応を引き起こしており、それが特定の経穴部の過敏反応として、滎穴の圧痛が惹起されたものと思われる。侠谿は胆経であるが、足陽明経筋の経穴でもある。したがって、膝前面の疼痛を有する症例では、内庭、外内庭、侠谿のいずれかまたは全部に過敏反応が出現する可能性がある。また、肩関節の場合も同様に、肩前面の疼痛を訴える場合には、魚際に高頻度に反応が出現し、肩の外側（肩峰部）の痛みを訴える場合には、液門の反応が高いことを確認している。

● 指頭接触負荷試験（FCT：Finger Contact Test）とは

　経筋病に対する治療は、疼痛部位と関連する末梢の滎穴または兪穴に皮内鍼をわずかに0.5mm程度、ほぼ無痛で刺入するといった非常に軽微な刺激である。にもかかわらず、動作時痛が刺鍼直後から軽減もしくは消失することが多い。「鍼は局所に刺すべきもの」と思いこんでい

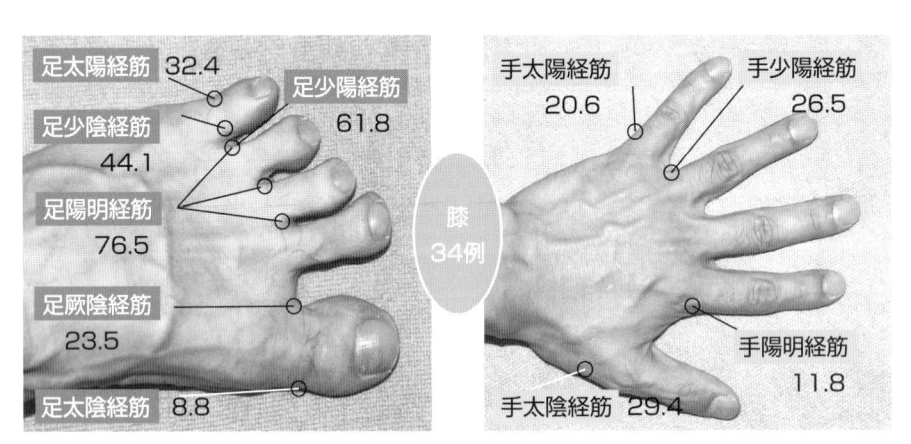

資料A：滎穴・兪穴は運動時痛に特異的な治療穴か？

足太陽経筋 32.4
足少陽経筋 61.8
足少陰経筋 44.1
足陽明経筋 76.5
足厥陰経筋 23.5
足太陰経筋 8.8

手太陽経筋 20.6
手少陽経筋 26.5
手陽明経筋 11.8
手太陰経筋 29.4

膝 34例

膝前面の疼痛を訴えた34例における圧痛出現率（％）を示す。足陽明経筋上では76.5％、足少陽経筋上（陽明経筋を兼ねる）では61.8％に圧痛が出現し、他の部位では低値を示した。膝以外にも膝と関連する経筋ルート上の末端の経穴に過敏なツボ反応が出現していることに注目する必要がある。

参考１：指頭接触負荷試験（FCT）による治療経穴の選穴法

る人が意外に多いのは残念なことである。

そこで、あらかじめ刺鍼部位を特定する方法として、経穴部に術者の指頭を軽く接触して運動動作を行わせて症状の変化を観察し、症状が変化した経穴に皮内鍼をすることによって、治療効果を期待することができる。つまり、術者の指頭を治療すべき経穴に接触して症状の変化を確認して治療穴を探索する方法を言う。

不思議なことに、指頭を接触すると直後に症状が変化するが、指頭を離して再度運動動作を行わせると症状が再現されることが多い。この点から脊髄レベルにおいて何らかの修飾が作用しているものと思われるが、詳細は不明である。

● FCT の方法

FCT で探索すべき経穴は、主として滎穴および兪穴である。身体各部を動かしたときにつっぱり、ひきつり、痙攣、痛み等がある場合に限って適用されるが、疼痛部位を通過する経筋上の末梢の滎穴または兪穴を正確に取穴し、その部に術者の指頭を軽く接触させる。痛みを自覚するほどきつく圧迫する必要はなく、わずかに触れる程度でよい。その状態で、動作時痛等の再現される動き（肢位・動作）を行い、症状の変化を確認する。

効果的なツボの反応は直径が５～７㎜程度の狭い範囲で、表面が軟弱で、強い圧痛がみられることが多い。 もし変化がなければ別の経穴（滎穴または兪穴）、さらには、隣接する経筋上の滎穴または兪穴で確認する。

**資料Ｂ：側頚部のこりに対する指頭接触負荷試験（FCT）の指頭接触部位
　　　　（軽く触れるのみ）**

側頸部では、胆経、三焦経、小腸経が図のごとく立体交差して走行している（資料B）。三焦経の異常と思われる場合には、三焦経の液門、中渚にFCTを行うが、同名経の胆経の経穴も同時に確認しておくとよい。また、小腸経の場合は膀胱経を確認する必要がある。

指頭接触する榮穴および兪穴であるが、反応の現れる部位は急性では非常に狭い範囲であり、直径が5mm程度（長期になると広くなる傾向を示す）のことが多い。したがって、指頭接触をする際に注意深く経穴を探索し、表面が軟弱、弛緩または発汗し、少し圧迫すると圧痛の強い経穴が有効である。反応の顕著でない経穴を適当に取穴しても効果は期待できない。

●症例（資料C）

73歳の女性、変形性膝関節症で治療経過中の症例であるが、頸部痛を訴えた。「最も気になる場所はどこですか？」との問いに対して、患者は頸部をしきりに動かしながら確認して、肩外兪から肩中兪付近を指示した。小腸経の天窓から天容の緊張・圧痛を確認したところ、緊張と圧痛が観察された。

そこで、手太陽経筋病と判断して前谷に指頭を軽く接触して再度痛みの程度を確認したところ、「ほとんど症状を自覚しない」という。ついで後谿について確認したところ、「前（前谷）ほど楽にはならない」という。さらに手太陽経筋と隣接する手少陽経筋の液門では、「少し変化がある」のみであり、中渚では、「まったく変化がない」という。

以上のことから、手太陽経筋病で、反応経穴は前谷であることが明らかとなった。そこで、前谷に皮内鍼を中枢方向に向かって0.5mm程度横刺して、痛みや違和感のないことを確認した上で再度運動負荷を行い、症状の消失を確認して絆創膏の貼付を行った。

経筋の流注は末梢から中枢方向とされている。したがって、皮内鍼の刺入方向はすべて中枢方向である。なお、手の陰経、足の陽経は経筋と経脈の流注が逆転しており、経脈異常がある場合には迎随の補瀉から考えて症状を悪化させる恐れがある。もし症状の悪化あるいは違和感を自覚する場合には、絆創膏をはがして皮内鍼を除去すると違和感が消失することを説明しておく必要がある。

資料C：【症例】73歳、女性　主訴：膝痛、頸肩部こり

> （OA：内側膝蓋型、中等度変形）
> 頸肩部の自覚的なこりの部位が肩外兪から天容にかけての手太陽経筋上であった。
> 各経穴に接触して頸部の運動負荷を指示。
> 　　　　　　　　　　　　　　　　　　　臨床評価
> 1）前谷（榮穴）→→症状消失　　　　　　（++）
> 2）後谿（兪穴）→→症状半減　　　　　　（+）
> 3）液門（手少陽経筋の榮穴）→→やや改善（±）
> 4）中渚（兪穴）→→著変なし　　　　　　（－）
> 治療：前谷に著明な圧痛が観察されたことから、本穴に皮内鍼刺鍼（約0.5mm横刺）して（無痛を心がける）、症状の消失を確認し、治療を終了した。
> ※種々の症例を対象として臨床研究を行った。

参考1：指頭接触負荷試験（FCT）による治療経穴の選穴法

● FCTの有用性の検討

FCTがどの程度臨床に応用しうるかを調査するために、1999年4月から2001年5月までの間に運動時愁訴を訴えた症例17例（経筋病）について調査した（資料D）。

愁訴部位と関連する経筋上の末梢の滎穴または兪穴にFCTを実施して愁訴の変化を確認した後、皮内鍼を刺入して絆創膏を貼付した。そして、症状の変化を観察して消失したものを【＋＋】、半減したものを【＋】、軽度の変化を【±】、変化のないものを【－】とした。判定は、【＋＋】、【＋】をマッチ、【±】、【－】をミスマッチとした。

●結果および考察

1）対象症例は、動作時のつっぱり、ひきつり、痙攣、痛みを有する患者とし、それ以外の愁訴は除外した（これ以外の愁訴は経筋治療の適応〔経筋病〕ではないためである）。
2）FCTで陽性と判断された経穴に皮内鍼又は鍼治療を行った結果、17例中13例（76％）において治療前より半分以上の愁訴の軽減が見られた。
3）2例（12％）では陽性反応が見られたが、治療効果は得られなかった（無効）。
4）残り2例（12％）では、同一経筋上では効果は得られず、他の経筋上の経穴で効果が得られた（ミスマッチ）。

資料D：治療結果と評価（1999年4月～2001年5月）

	年齢	性	愁訴	診断	穴位と効果	判定
1	62	女	腰殿部痛	足太陽経筋	束骨＋	マッチ
2	73	女	頚牽引痛	手太陽経筋	前谷＋＋	マッチ
3	18	男	後頚部痛	手太陽経筋	後谿＋	マッチ
4	69	女	肩こり	手少陽経筋	外関＋	マッチ
5	65	女	腰殿部痛	太陽・少陰経筋	束骨，内通谷＋	マッチ
6	48	男	外側上顆炎	手陽明経筋	三間－	マッチ
7	66	男	肩関節痛	血瘀，手太陽経筋	後谿－	マッチ
8	39	女	肩甲部痛	手・足太陽経筋	束骨，後谿＋	マッチ
9	71	女	肩前面痛	手陽明，太陰経筋	魚際＋	マッチ
10	69	男	腰下肢痛	足陽明経筋	陥谷，外陥谷＋	マッチ
11	40	女	胸郭出口症候群	手少陽，太陽経筋	後谿，臨泣±	ミスマッチ
12	64	男	手関節痛	手少陽経筋	中渚＋＋	マッチ
13	72	女	肩前面痛	手陽明，太陰経筋	合谷，魚際＋	マッチ
14	18	女	顎関節症	足陽明経筋	陥谷＋＋	マッチ
15	18	女	顎関節症	足陽明経筋	外内庭＋	マッチ
16	18	女	顎関節症	足陽明経筋	二間±	ミスマッチ
17	69	男	肩痛	手少陽経筋	液門＋＋	マッチ

＋＋：症状消失（24％）、＋：軽減（52％）、±：やや軽減（12％）、－：無効（12％）
マッチ：愁訴部位と関連する滎穴，兪穴のFCTで症状が変化

5）患者が圧痛を自覚しない程度の軽度の接触刺激によっても症状が軽減、または消失することがわかった。

6）有効であった症例では、皮内鍼をわずかに0.5mm程度（皮膚にひっかかる程度）の浅刺でほぼ無痛刺入した程度の刺激でも、症状の変化が観察された。

7）治療する前に効果的な治療穴を選択する方法としてFCTは有用であると思われ、皮内鍼を主とした治療は痛みがほとんどなく、若年者、初心者、スポーツ傷害等に適すると思われた。

8）一方、運動負荷が困難な症例や、下肢症状を有する症例では、実施できなかった。

●まとめ

　症状と関連する末梢の経穴部（榮穴または兪穴）へのごく軽微な指頭接触刺激によって、動作時のつっぱり、ひきつり、痙攣、痛み等の症状の変化が観察されることがわかった。それらの経穴に対する0.5mm程度のごく浅い皮内鍼等の刺激で症状の軽減する症例が76％に見られた。

　患者に苦痛を与えることなく、異常経筋及び治療穴を知る手がかりとして、FCTは有用と思われた。

参考2：わずかな刺激によるミラクルパワー

　鍼灸臨床は、疼痛性疾患に対してよく鎮痛効果を発揮することが知られている。治療方法としては、疼痛部位の近傍にある圧痛点などに直接鍼を刺入したり、低周波通電を併用したり、灸治療をする場合も多い。伝統医学的な経絡の概念に基づいて治療ポイントを決定し、その部位に種々の治療刺激を与えた結果、興味深い結果を示した症例を紹介する。なお、あらかじめ研究方法について十分説明し、患者の同意を得て行った。

●症例
　本学附属鍼灸センター外来患者、71歳女性。
　初診：1998年6月9日。
　主訴：膝の痛み（左＞右）、肩こり。
　病態：10年前頃から思い当たる原因もなく膝の痛みを自覚し始め、以後増悪・軽快を繰り返して今日に至る。疼痛が強いときには近医整形外科および鍼灸治療を受診していた。疼痛は動作開始時痛、階段昇降時痛が強く、正座はできない。大腿周径は左が1.5cm細く、軽度の屈曲制限も見られる。内反変形は軽度（FTAは180度）であるが、膝蓋骨の可動性が制限され、動作時痛は膝蓋骨付近に強い。膝蓋骨側縁部の圧痛も顕著である。
◎現代医学的病態
　軽度だが、FT関節とPF関節の変形性関節症が推定された。また、歩行時の膝窩部のひきつり感を訴え、腓腹筋近位部内側頭部の緊張、圧痛が見られることから、腓腹筋付着部の軽度の炎症が推定される。
◎鍼灸医学的な病態
　舌が暗淡白で舌下静脈の怒張、舌下細絡、瘀点等から瘀血。胖大（はんだい）、嫩（どん）から軽度の気虚。脈状は滑で雨天により症状が悪化することから湿痰。脈差で胆・胃経の実、肝経虚が示唆された。

●治療方法
　膝の痛みに対する一般的な治療法は、膝関節局所および周囲の圧痛点に対して行われる。一方、鍼灸医学においては、運動器の異常、つまり運動動作時に疼痛や牽引感、ひきつり感、麻痺などを伴う場合には、経筋の異常と判断する。この場合には、疼痛と関連する経筋の末梢穴を使って治療することが可能である。
・6月10日の治療
　全体的に症状は軽減するも、歩行時や階段昇降時に左の膝関節前面の疼痛を自覚する。また、胸椎7番付近が夜間にズキズキする感じがある。
　診断：足太陰経筋の異常であり、大都、太白等への刺激が有効と思われた。

治療①：皮内鍼刺激をする予定であったが**偽鍼**として、ピンセットで皮内鍼を把持して刺入する振りをして、絆創膏のみを大都に貼付した。

治療結果：屈伸動作時痛は治療前と変わらず、効果は無効。

治療②：絆創膏をはがし、「再度鍼を刺入し直しますよ」と同意を得た上で、同じ大都に皮内鍼を刺入・固定した。

治療結果：治療直後に屈伸動作時痛は10分の1に減少した。

※皮内鍼は直径が0.18 mm、長さ4 mmの微少な鍼をピンセットで把持し、経穴部の皮内に約0.5 mm刺入して絆創膏で固定するという方法であり、ほとんど無痛に刺入することができる。

※局所から離れた経穴の微少な刺激で、運動時痛は消失した。

・6月30日の治療

軽度の左膝前面内側痛（足太陰経筋）に対して、左大都に皮内鍼を刺入するふりをして、皮膚面に軽く乗せて絆創膏固定を行った。

治療結果：屈伸動作時の膝痛は消失した。

※刺入することなく、皮膚面上に乗せるだけでも鎮痛効果が認められた!?

・7月1日の治療

右膝前面および内側の屈伸動作時痛を自覚する。

治療①：足陽明経筋（資料E）に対して陥谷、足太陰経筋（資料E／膝関節内側の疼痛）に対して大都が有効と考えられた。そこで、まず陥谷に鍼を刺入することなく経穴部に直径約1 mmの金メッキされた金属圧粒子を絆創膏で貼付した。次いで太陰経筋に対して大都に金属圧粒子を貼付した。

治療結果：膝前面の屈伸時痛は軽減するが、内側痛には無効。

治療②：金属圧粒子は、効果的な場合と、効果のない場合があった。膝内側の治療穴である大都の金属圧粒子をはがし、皮内鍼を刺入した。

治療結果：屈伸動作時の膝前面および内側部の疼痛は消失。

しかし、衣服を着けて階段を下りて帰るときには、金属圧粒子を貼付して有効であった膝関節前面の疼痛を自覚した。

●まとめ

1．一般的な刺入鍼で効果が得られる。
2．閾値下の無痛刺入による皮内鍼でも効果が得られる。
3．皮膚面上に鍼を乗せて絆創膏で固定しただけでも効果が得られる。ただし、絆創膏の貼付だけでは効果は得られなかった。
4．鍼の代わりに金メッキされた金属粒子でも効果的な場合、やや有効な場合、無効な場合と種々のケースがあるが、効果はあまり持続しなかった。

※経穴は、種々の刺激に対して反応する可能性を有し、刺入するだけでなく、感じないような閾値下刺激によっても効果が期待できることがわかった。

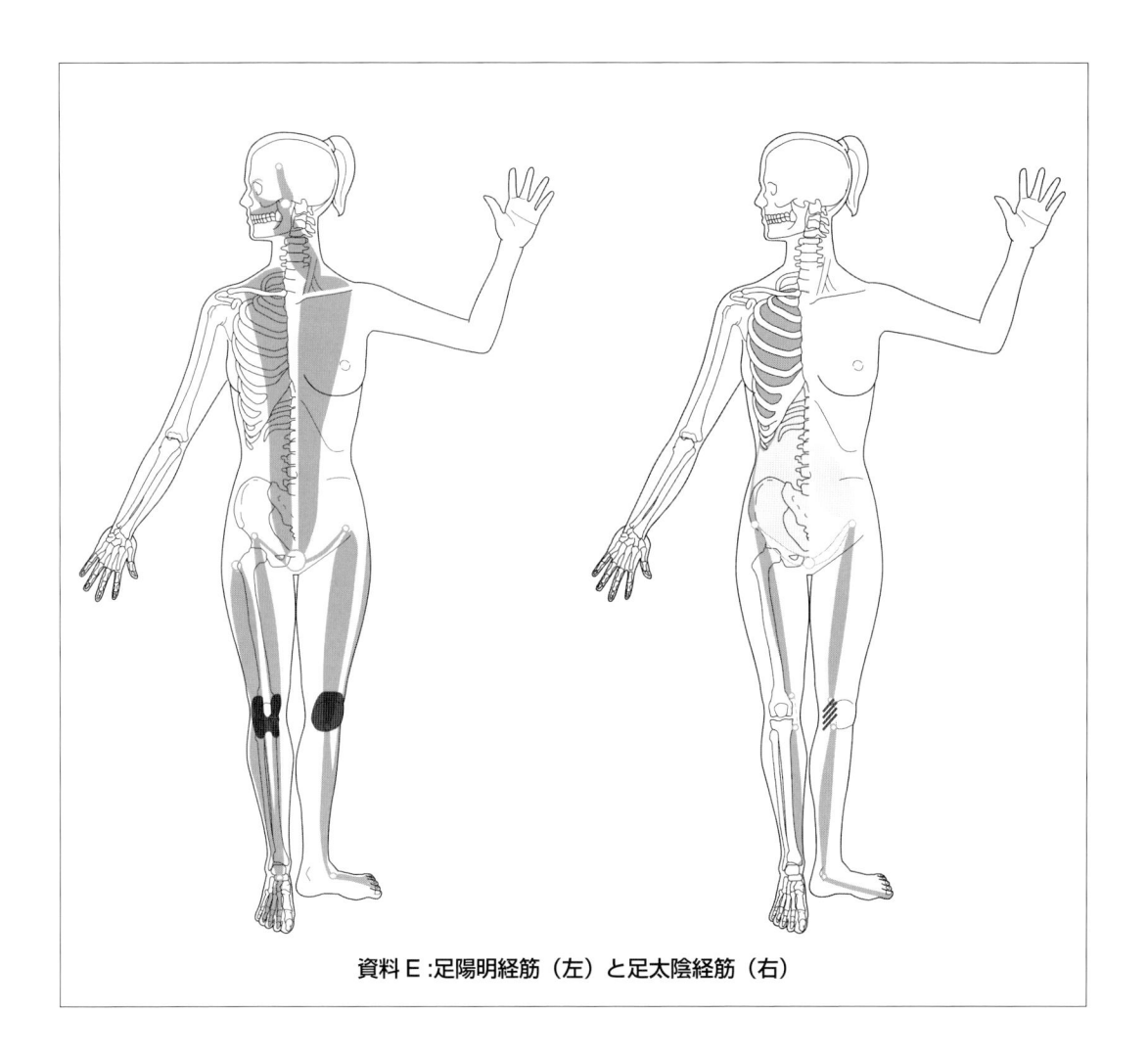

参考２：わずかな刺激によるミラクルパワー

資料Ｅ：足陽明経筋（左）と足太陰経筋（右）

第3章
疾患別経筋治療

第3章 疾患別経筋治療

1. 経筋治療の要点

適応

1）経筋病が対象：動作時のつっぱり、ひきつり、痙攣、痛み（麻痺はすぐには効果は得がたい）。
2）経脈病、臓腑病は経筋治療の不適応：安静時痛、夜間痛、だるさ・しびれ、五臓の固有症候がある、気分や天候に症状が左右される等。

異常経筋の診断

1）動作時のつっぱり、ひきつり、痙攣、痛みの確認。
2）疼痛部位と一致する経筋の確定：どの経筋ルートか？
3）異常経筋上の榮穴、兪穴等の圧痛を確認。
4）圧痛点への指頭接触刺激による症状の変化を確認（指頭接触負荷試験：FCT　P.64参照）。

治療穴

1）異常経筋上の榮穴または兪穴等。
2）指頭接触負荷試験で症状の変化の得られるツボ。

皮内鍼刺鍼

1）正確に反応穴を触知。
2）皮内鍼を中枢方向に0.5mm程度横刺。鍼が皮膚にひっかかっていればそれでよい。浅く刺そうとあせるとかえって痛みを与えたり深く刺入してしまう。深くても効果はみられるが深刺する必要はない。
3）症状の変化があれば、絆創膏固定。
効果が得られたなら治療終了。この時点で効果が得られないとき、
4）再度FCT等で治療穴を再考する。
5）臓腑病、経脈病がないか、チェックする。

2. よくある疑問点

Q. 経筋病と経脈病等の鑑別は？
・経筋病は、発症は急激に起こることが多い。特定部位に限局した動作時愁訴が主体。
・これに対し、経脈病・臓腑病は動作時痛以外の愁訴、安静時痛、夜間痛、しびれ、だるさなど多彩な愁訴の見られることが多く、季節やストレス、体調によって変化することが多い。
・四診法で確認する必要がある。

Q. 経筋病の比率は？　また、合併しているときはどうするのか？
・経筋病単独はむしろ少ない。
・臓腑病や経脈病は、経筋病を伴うことが多い。
・経筋病に対する治療をして効果があれば、経筋病があったことがわかる。しかし、経筋治療をしてもほとんど効果がない場合は、経脈病か臓腑病が主体であることがわかる。このような場合は、臓腑や経脈の治療をすると経筋異常が浮かび上がることが多い。

Q. 治療は皮内鍼が一番効果的か？
・刺鍼、施灸、円皮鍼、銀粒貼付等何でも効果が得られる。
・スポーツ選手や子供にも応用可能で、皮内鍼はほとんど無痛で刺入できる。過敏な選手や、神経質な子供でも治療を嫌がらず、まったく無痛でありながら鎮痛効果が顕著に得られると、一度に鍼のとりこになることが多い。
・刺入深度は0.5mm程度。それ以上浅かろうが深かろうが効果に差は生じない。鍼が皮内にとどまりさえすればよいと考えること。
・円皮鍼では、皮下の痛みを感じることがある。留置するのであれば皮内鍼が最適。

Q、治療穴は滎穴、兪穴が一番効果的か？
・オリジナル（『霊枢』「経筋篇」）は、圧痛点への刺鍼と考えられている。
・これまでの研究成果から、滎穴、兪穴には高頻度に反応が出現し、

その部への皮内鍼刺鍼で疼痛が有意に変化することが明らか。
・これらの経穴以外の反応点（圧痛など）を使っても、それなりの効果が期待できるとわかっているが、滎穴の方が効果的なようだ。

Q．皮内鍼の方向性は？
・経筋の流注はすべて中枢方向に記述されていることから、中枢方向でよい。しかし、反対向きであっても効果は期待できる。

Q．滎穴や兪穴の反応は？
・表面が軟弱で圧痛が観察されることが多い。しかし、初めは直径が5mm程度の非常に小さな反応であることが多いようである。したがって、注意深く探索しないと、見落とすことがある。正確にツボを選ばないと充分な効果は期待しがたい。なお、慢性に経過するとツボの反応は大きくなるようである。

Q．運動時痛ならすぐに取れるのか？
・適応のところでも述べたが、臓腑病や経脈病に合併して起こった経筋病では、経筋に対する治療をしてもあまり効果は期待できない。
・むしろ積極的に臓腑や経脈の治療をするだけで、経筋病が改善するケースがある。
・経筋よりも経脈病、経脈病よりも臓腑病を主眼として治療すべきであることは当然である。

Q．反覆的に治療するときは、同じ部位でよいのか？
・臓腑病が十分治療できていない場合には、臓腑病から経筋病が誘発されて、症状が再現されることが多い。
・経筋病に対する皮内鍼刺鍼をしていても、症状が再現してくることがある。
・この場合、刺鍼部位である滎穴や兪穴の位置が微妙にずれて反応が出現することが多いため、慎重に圧痛等を確認する必要がある。

3. 各部位の治療ポイント一覧

膝関節の運動時痛に対するポイント

疼痛部位	異常経筋	診断・治療穴
膝前面（内外側）	足陽明経筋	内庭、外内庭、陥谷、外陥谷、侠谿、臨泣
膝外側	足少陽経筋	侠谿、地五会、臨泣
膝後面	足太陽、少陰経筋	通谷、束骨、内通谷
膝内側	足太陰、厥陰経筋	大都、太白、行間、太衝

肩関節の運動時痛に対するポイント

疼痛部位	異常経筋	診断・治療穴
肩前面	手太陰、陽明経筋	魚際、二間、三間、合谷
肩外側	手少陽経筋	液門、中渚、外関
肩後面	手太陽経筋	前谷、後谿

腰の運動時痛

表在の経筋異常よりも深部で錯綜することが多い。したがって、通常の治療をしたあとで、運動時痛がある場合に、関連する異常経筋上の末梢の榮穴または兪穴を取る。

手首、足首の運動時痛

疼痛部位を通過する経筋上の末梢の榮穴、または兪穴を触診して、顕著な圧痛のあるツボ。

肘関節の運動時痛

疼痛部位	異常経筋	診断・治療穴
肘前面	手太陰	魚際
肘外側	手陽明、少陽経筋	二間、三間、液門、中渚
肘内面	手少陰、太陽経筋	前谷、後谿、内前谷、神門

股関節の運動時痛に対するポイント

疼痛部位	異常経筋	診断・治療穴
股前面	足陽明経筋	内庭、外内庭、陥谷、外陥谷、侠谿、臨泣
股外側	足少陽経筋	侠谿、地五会、臨泣
股後面	足太陽経筋	通谷、束骨、内通谷
股〜大腿内側	足少陰、厥陰経筋	内通谷、行間、太衝

頚部の運動時痛に対するポイント

疼痛部位	異常経筋	診断・治療穴
頚部前面	手陽明経筋	二間、三間、合谷
	足陽明経筋	内庭、陥谷、衝陽
頚部外側	手少陽経筋	液門、中渚、外関
	手太陽経筋	前谷、後谿
	足少陽経筋	侠谿、臨泣
頚部後面	手太陽経筋	前谷、後谿
	足太陽経筋	通谷、束骨

4. 治療の実際（経筋病症例）

1）寝ちがい

症例：40歳、男性。
愁訴：右後頚部痛。
現病歴：1週間ぐらい前から肩こり感を自覚していた。事務の仕事がハードで疲れていたこともあるが、今朝起きたときから頚が痛くて顔を左右に回すと右後頚部が痛む。また、頭を左右に倒すと、左に倒したときに牽引痛を自覚する。湿布していたが、症状の軽減がみられないため来院した。
現症：頭部の回旋制限および左側屈の制限および動作時痛がある。右肩外兪から肩中兪付近の自覚的疼痛が強く、肩甲挙筋の緊張・圧痛が強い。上肢への放散痛および手のしびれ等はない。
東洋医学的所見：左関・尺の脈がやや浮で軟弱、沈位では無力。舌はやや紅舌、胖大、嫩、歯痕あり、潤、白厚膩苔。口中は潤であるが乾燥感および口苦感を訴える。イライラしやすく、よくお酒を飲む。

太衝、臨泣、合谷に表在性の緊張・圧痛あり。下腿胆経の緊張・圧痛。

腹診では、左天枢の動悸、硬結とともに中脘周辺の浮腫状の緊張がある。同時に背部兪穴では、肝兪、胆兪、意舎、胃倉の硬結・圧痛が顕著であった。

頚部痛は手太陽経の流注と一致していた。
診断：軽度肝鬱気滞があるところにお酒の飲み過ぎとストレスが重なり、少陽胆経に気滞が生じ、口苦、口干が生じた。肝の変動が子午の陰陽関係から小腸経の異常を来したために、手太陽経の経脈経筋病を発症したものと考えられた。
治療：悪寒、悪風、発熱および外感の既往がないことから、臓腑病および経脈病の治療を優先し、圧痛の顕著であった右太衝、右臨泣、両合谷に横刺して、表在の気滞を瀉して置鍼を10分行った。同時に手太陽経脈経筋病に対して、右前谷（表在が軟弱で圧痛が顕著）に切皮程度の置鍼を行った（図3-1）。
以後の経過：抜鍼した段階で右後頚部痛は治療前に対して2割程度

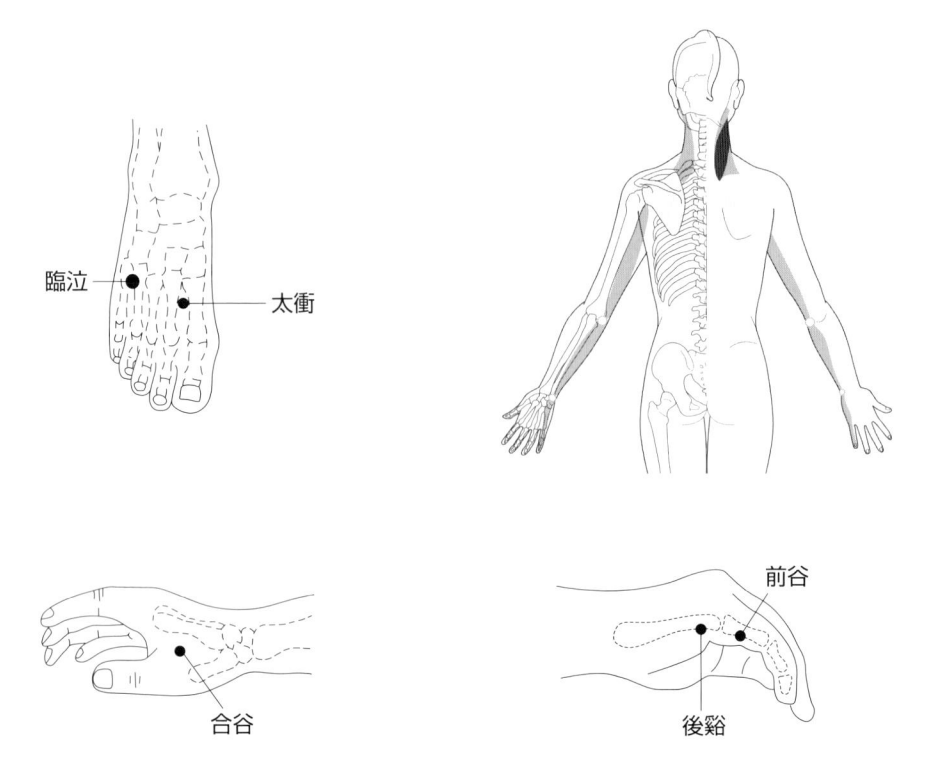

に減弱した。ついで、右後谿への皮内鍼刺鍼を行うことによって、症状はほぼ消失した（図3-1）。

2）頚部痛、頚部のひきつり感

症例①：69歳、男性。
愁訴：右頚部痛、首が回りにくい。
現病歴：20年前に交通事故でむち打ちになり、整形を受診して痛み止めの注射および投薬を受けた。しかし、注射の痛みに耐えられないのと薬によって胃の調子を悪くしたことから中断し、鍼灸、カイロプラクティック等の治療によって症状は軽減した。

　1カ月ほど前から頭を左に側屈したときと右に回旋したときに右後・側頚部のひきつり感を自覚するようになり、特に車の運転時、バックするのが不自由になったため来院した。
現症：頭部前屈の可動域はあるが、右後頚部の牽引痛あり、後屈は右頚部に違和感あり、左側屈はわずかに制限され同時に右側頚部の

牽引痛がある。左回旋は約55度、右回旋は約40度で違和感を自覚する。特に右斜め上を向く動作が一番苦痛である。

ジャクソン、スパーリング動作では頚椎症性の所見は見られなかった。また、アレン、ライト、エデンテストおよび上肢の知覚異常、温度異常等、胸郭出口症候群を疑わせる所見も見られなかった。

その他、脱肛の手術の既往があるが、他に家族歴、社会歴等特記すべきことなし。

東洋医学的所見：舌は暗紅舌（血瘀）・白厚膩苔（痰）、舌下静脈の怒張（血瘀）あり、やや乾燥（虚熱）。脈は、肝・腎が沈めて無力、全体には軽度の滑脈。

腹診では上腹部（胃）がやや冷、左大巨（腎・血瘀）硬結、中極・曲骨付近の硬結（腎、膀胱）。背候診では、膈兪硬結、肝兪、胆兪硬結・圧痛、胃兪、胃倉の策状緊張・圧痛、志室硬結。原穴では合谷、太衝の表在緊張・圧痛（気滞）、右後谿表在軟弱・発汗・深部硬結、臨泣軟弱・圧痛等が見られた。

診断：臓腑では肝（肝鬱気滞）、腎（腎陽不足）、経脈は顕著ではなく、経筋では手太陽、足少陽・太陽経筋病（図3-2）と判断した。

治療：合谷、太衝の浅刺にて瀉法を行って気滞をとり、肝兪、胃兪の瀉法（硬結に当てて）と志室の催気（補腎）を行った（P.83 図3-3）。経筋病に対しては、右後谿（手太陽経筋）、束骨（足太陽経筋）、臨泣（足少陽経筋）への切皮置鍼とした。

直後効果：VAS値（痛みを測るスケールで、紙面に10cmの横直線を引き、線の左端を痛みがまったくない、右端を今まで経験した痛みで最も強い痛みとし、患者に現在の痛みがどの程度あるか線上に印をつけてもらって、その印を付けた長さを定規で測り、その長さが痛みの程度を示す評価となる）は47mmから41mmと大きな改善は見ていないが、頭部の右回旋は、ほとんど左と同じ程度に動くようになったという。

◎第2診
半分位苦痛が残るが、はっきり効果が自覚できたという。同様に治療。終了時に違和感が残るため、右前谷（図3-1）、束骨に皮内鍼を貼付した結果、VAS値は41mmから19mmに低下した。

◎第4診（第2診より約1カ月後）
目に見えて症状が良くなり、右斜め上に顔を向けたときだけ、わずかに右頚部の違和感を自覚する。初診時と比して、10→2との

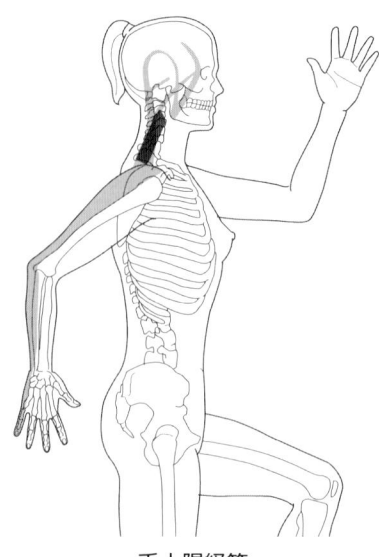

第 3 章 疾患別経筋治療

手太陽経筋

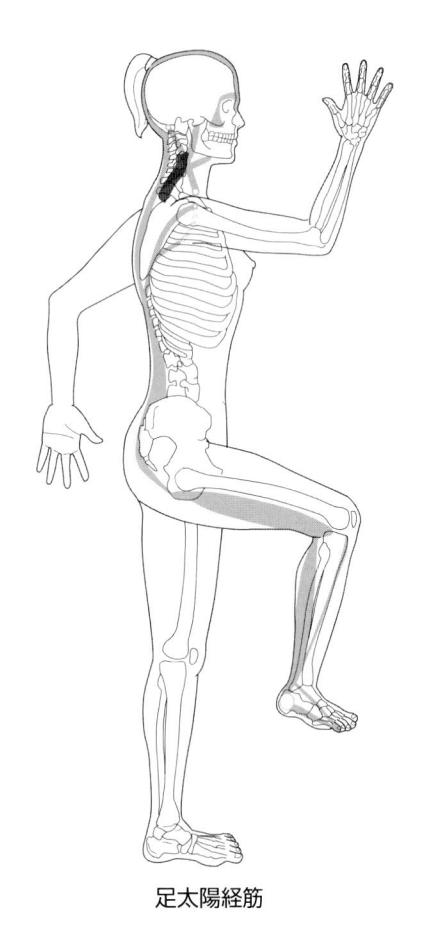

足太陽経筋

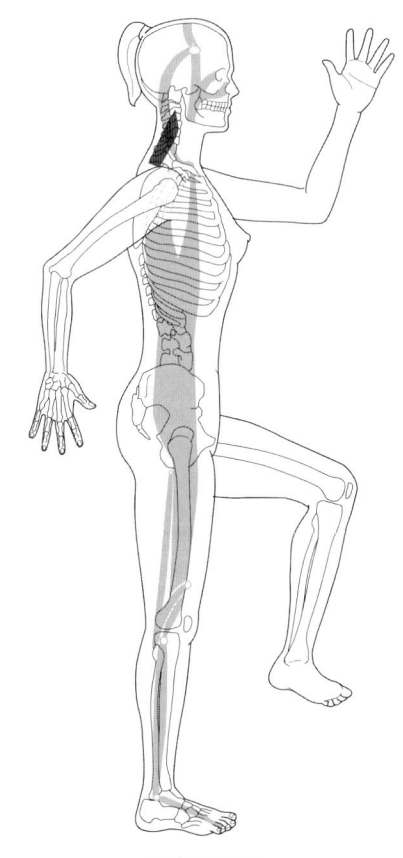

足少陽経筋

図 3-2

こと。基本穴の治療の後、後谿、束骨、俠谿（図3-3）に皮内鍼をした段階で症状が消失したことから、治療終了とした。

以後の経過：その後も健康管理のために1〜2週間に1度の割合で治療を受けたいと来院している。頸部痛についてはほとんど症状は訴えていない。途中無理な姿勢での農作業からぎっくり腰を来すが、2回の治療でほとんど消失している。

頸部と関連する経筋：頸部の経脈流注は複雑であり、特に側頸部において小腸経は肩の後ろ（肩外兪）から顎のすぐ後ろ（天容）へ、ついで三焦経が肩上部（肩髎）から天容の後ろ（天牖）に、そして胆経が肩上部の前（肩井）から後頭部（風池）へと互いに交差して走行している。したがって、側頸部を中心とした肩こりの際、広く散鍼してもなかなか凝り感の取れないケースが少なくない。一方、経筋の走行も経脈と同様に交差するといったことは明確ではない。しかし、臨床的には側頸部の胆経の痛みは圧倒的に俠谿、地五会が効果的であり、三焦経の痛みは液門、中渚が効果的であり、小腸経の痛みやひきつりは前谷、後谿が効果的である。

なお、頸部の経筋病では、手太陽経筋病は足太陽経筋病とともに、そして手少陽経筋病では足少陽経筋病と同時に異常を訴えることが多いようである。

まとめ：症例は、明らかな臓腑病にともなって経筋の異常が認められるケースであるが、側頸部の疼痛の正体は手太陽、足太陽、足少陽経筋病と考えられた（図3-4）。そこで、これらの経筋と関連する滎穴である、前谷、束骨、俠谿に皮内鍼をわずかに0.5 mm程度に刺

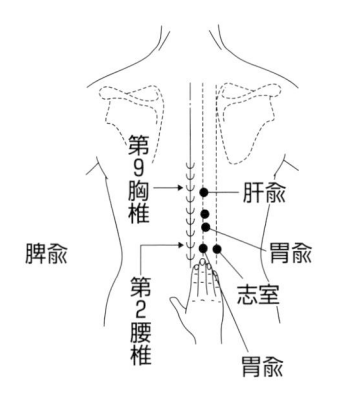

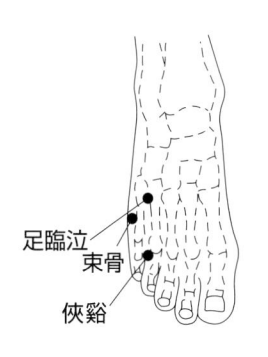

図 3-3

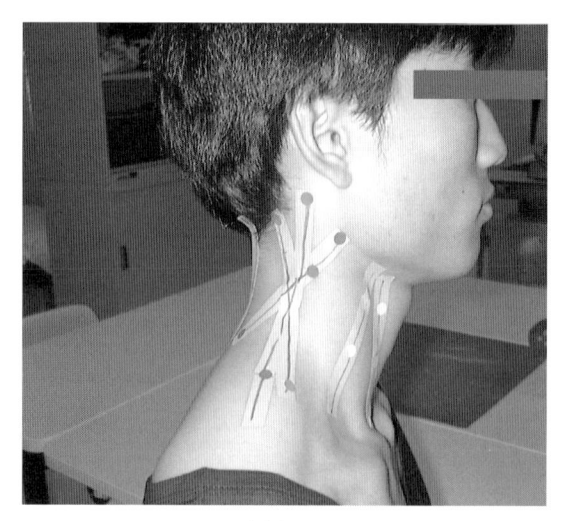

図 3-4

鍼するだけで、頚部の回旋時痛が減少したことは非常に興味深い。頚部と離れた手指や足指の経穴への刺激、それも、患者がほとんど痛みを感じない程度の 0.5 mm といった横刺刺激によって、直後から頚部のひきつり感が変化することが明らかになってきた。

　なお、同時期に同様な症例であるが、非常に肝郁気滞の強い症例を経験した。この時に、肝郁に対する治療をまったくしないで経筋病に対する皮内鍼治療のみを行ったところ、症状はほとんど変化が見られなかった。そして、合谷や太衝を使って、肝郁に対する処置をした後になって、諸症状が大きく変化したことを訴えた。このことは、経筋治療は経筋病が適応ではあるが、臓腑病や経脈病があれば単純な経筋治療では効果がなく、臓腑病や経脈病の方がはるかに重要であることを示唆するものである。

　経筋病は、滎穴や兪穴にこだわるばかりでなく、局所の圧痛点でも十分に効果を期待しうるものである。しかし、局所の圧痛点治療が万能でないことを再度認識する必要があると思われる。

　特に、単なる膝痛や肩関節痛といえども、食事、睡眠、便通異常があるケース、また、ストレスや天候等の影響を受ける場合は、単純な経筋病ではないことを理解する必要がある。

症例②：68 歳、男性。
主訴：後頚部違和感。

4．治療の実際（経筋病症例）

現病歴：2003年10月頃より、安静時でも後頸部に重だるさを一日中感じるようになった。本人は腰痛や後頸部の違和感が悪化したのは、以前に病院で処方された頓服の鎮痛剤を飲み続けたことが原因と考えている。2003年12月9日より5回鍼灸治療を継続し、腰痛や下肢のしびれといった症状は消失したが、後頸部の重だるさのみ効果が得られなかった。

増悪因子：特にないが、日によって咀嚼運動時、テレビの注視時に症状の増悪を自覚する。

緩解因子：風呂に入ると症状の軽減を認める。

その他：耳鳴（「キーン」2～3分持続）頭の中に響く。イライラが強い。現在、降圧剤の服用中。咽喉頭異常感にて耳鼻科受診中。

睡眠は良好（22時～7時）。

食欲は低下。特に脂の強いものは臭いだけで気分が悪くなる。

小便は頻回で量は普通～やや多め。尿がよく出る日は体調が良くなる。

もともと1日に4～5回下痢をする体質であったが、鍼灸治療開始後1～2回に回数が減少し、形状も整ってきた。

舌診では暗紅舌、舌中～舌根に黄膩苔、左舌尖部に瘀斑。

脈診では60回／分、全体に有力で脈幅あるも左寸口部、右関上部の虚脈。

その他ジャクソンテスト陰性、スパーリングテスト陰性、頸部ROM（前屈、後屈、側屈、回旋）等に異常所見はみられなかった。

そこで、患者に「病態を把握するために、鍼の方法と治療効果について詳しく確認したい」旨の説明を行い、口頭で同意を得られたので皮内鍼刺鍼を行った。なお皮内鍼療法は今回が始めての適用となった。

治療

①診察（四診、理学的検査）。

②弁証論治：診察の結果、肝気鬱結証から肝気横逆証（肝脾不和証）と弁証されたため、疏肝理気を行うために合谷、太衝（以上図3-1）、三陰交、健脾養胃のために足三里（以上図3-5）を用いた。

③頸部経穴への治療：天柱（後頸部にある足太陽膀胱経の経穴／図3-5）。

①～③それぞれの方法後に皮内鍼を施術し、症状の変化を調査した。治療経穴は、愁訴が後頸部であることから、手太陽および足太

図 3-5

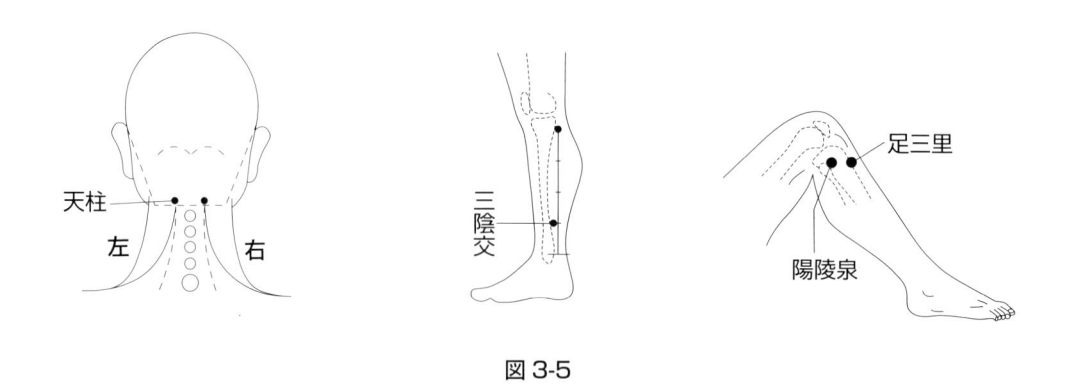

陽経脈・経筋の異常と考え、これら経脈上の兪穴である「後谿（P.80 図 3-1）、束骨（P.83 図 3-3）」とした。著者らは経筋病に対し、手足の滎穴または兪穴への皮内鍼療法が有効であることを報告してきた。そこで、頚部の重だるさという主訴を考慮し、「体重節痛」に効果があるとされる兪穴への皮内鍼を実施した。なお、皮内鍼はテープなど貼付物の影響を除外するため絆創膏固定はせず、症状の変化を聴取した直後に抜鍼した。

結果

①診察直後（治療前）、皮内鍼を刺入したが、特に症状の変化は認められなかった。

②の弁証論治を行った後も頚部の重だるさが残存していたため皮内鍼を刺入したが、特に変化は認められなかった。そこで……、

③では足太陽経筋における頚部の経穴である天柱へ施術した。抜鍼後、頚部の症状を確認したところ、重だるさは消失していたが、頚部を前屈した時の後頚部つっぱり感を自覚したため、皮内鍼を行った。皮内鍼刺入直後に症状の変化を確認したところ、つっぱり感が消失したため、この時点で治療を終了とした。また、皮内鍼を抜鍼した後も効果は持続していた。

考察

※皮内鍼を実施するタイミング

今回、治療前、治療中、治療後の3時点について検討を行った。その結果、皮内鍼の効果が顕著に見られたのは証に対する治療を行った後であった。このことから、皮内鍼による治療は、全身的な弁証論治（陰陽、気血津液などの調整）の後に補助的に行う方が効果的であることが示唆された。本症例は臓腑（肝脾）、経脈（膀胱経、

小腸経）の異常がベースにあり、その上に経筋病としての後頚部のひきつり感を訴えた例である。このような種々の病証が合併したケースでは、経筋病に対する治療効果は一時的であるか、効果を得られないことが多く、このような場合には先に証にしたがった治療をした上で経筋に対する治療をすることが合理的であることを示唆している。

※皮内鍼による効果が見られた症状について

　本症例では皮内鍼によって「前屈時に後頚部がつっぱる」という症状の消失が認められ、重だるさには変化が見られなかった。『霊枢』「経筋篇」によれば、経筋病の症状として「痛、挛、筋急、転筋」などの記載があり、筋のひきつり感は「筋急」に属すると考えられる。今回の結果では、皮内鍼は重だるさよりもひきつり感に対する効果があったことから、皮内鍼の効果は経筋病に対するものである可能性が示唆された。また、今回は来院時の主訴が重だるさであったため、体重節痛を主治とする兪穴を用いたが、皮内鍼による重だるさへの効果は得られなかった。

まとめ：皮内鍼の効果が得られたのは弁証論治と局所付近の治療後であった。皮内鍼が効果的であった症状は運動時のひきつり感であった。運動時痛以外の症状を合併する場合には、先にそれらの治療を含めて行った後で皮内鍼療法を実施することが有効と考えられた。

注目！ 頚部痛についての補足として、頚部のひきつり感や運動時痛は、経筋病の範疇に入るが、経筋の流注は必ずしも明確ではない。経脈の流注を考慮して末梢の榮穴に治療するとよく効果が得られることから、ほぼ経脈と経筋とは一致すると考えてよいだろう。

　一方、側頚部では、胆経、三焦経、小腸経が交差して走行している。したがって、側頚部の愁訴を有する症例では、「頚部の運動動作時にどこに違和感を生じるか？」を、明確にする必要がある。

　動作時に肩外兪から肩中兪付近の違和感を自覚する症例では、下顎角の後ろで胸鎖乳突筋前面の天窓、天容付近の反応を見ると圧痛の検出されることが多い。この場合は手太陽経筋病と判断することができる。同様にして、肩髎から天髎付近の疼痛では天牖を確認し、反応があれば手少陽経筋病と判断する。

　また、肩井付近の疼痛があれば、風池から完骨の反応を見て、反応があれば足少陽経筋病と判断する。

3）顎関節痛

症　例：19歳、女性、学生。
主　訴：左顎関節痛。
現病歴：中2の秋に突然口が開かなくなり、近医を受診したところ、顎関節症と診断される。痛みが強くなると鎮痛剤を服用。また、歯科で調整されたマウスピースを夜間就寝時には装着していた。その後、体調が悪い時や寒くなると痛くなることがあった。大きく口を開けるとガクッという感覚と同時に関節部に「ピシッ」とした疼痛を自覚する。1週間前から月経が始まり、激痛（下腹部）、嘔気、嘔吐も伴う。軟便、下痢、胃痛と共に開口時の痛みが出現してきた。
現　症
　無痛開口幅：35 mm。
　脈診では左関上、無力、右関上部、微弦。
　原穴診では太衝、合谷、表在緊張、圧痛。太白から公孫、軟弱。丘墟、緊張・圧痛。衝陽、軟弱で圧痛。左頭部から足まで胃経の圧痛が顕著。特に顎関節周囲から側頭部、前頚部にまで圧痛が強い。
診　断：臓腑は肝鬱気滞、肝胃不和、経脈は足陽明経脈の実証、そして顎関節部の開口時痛は足陽明経筋病と判断した（図3-6）。
治　療：左内庭、外内庭（第3中足指節関節前外側）、侠谿（以上図3-6）への皮内鍼（0.5 mm程度刺入して絆創膏にて固定）を刺鍼。
効果判定：患者の疼痛の自覚、VAS及び無痛開口幅によって判定。
　疼痛の自覚：半減した。
　VAS：治療前 30 mm→　治療後 15 mm
　無痛開口幅：治療前 35 mm→　治療後 45 mm
まとめ：本症例は、臓腑病、経脈病に伴って経筋の異常が認められたものであるが、顎関節部の疼痛は足陽明経筋病と考えられた。そこで、足陽明経筋と関連する滎穴の内庭、外内庭、侠谿に皮内鍼を刺鍼し、顎関節部の疼痛が半減した。顎関節の変形等が進行した症例では、クリック等は変化しないが、痛みやひきつり感といった愁訴は刺鍼直後から改善傾向が見られることが多く、背景にある臓腑病や経脈病が重い場合は、単純な経筋治療では効果が得られないか、一時的な場合がほとんどである。今回の症例のように長く罹患しているケースでは、臓腑病や経脈の病症を主体として治療することが

足陽明経筋

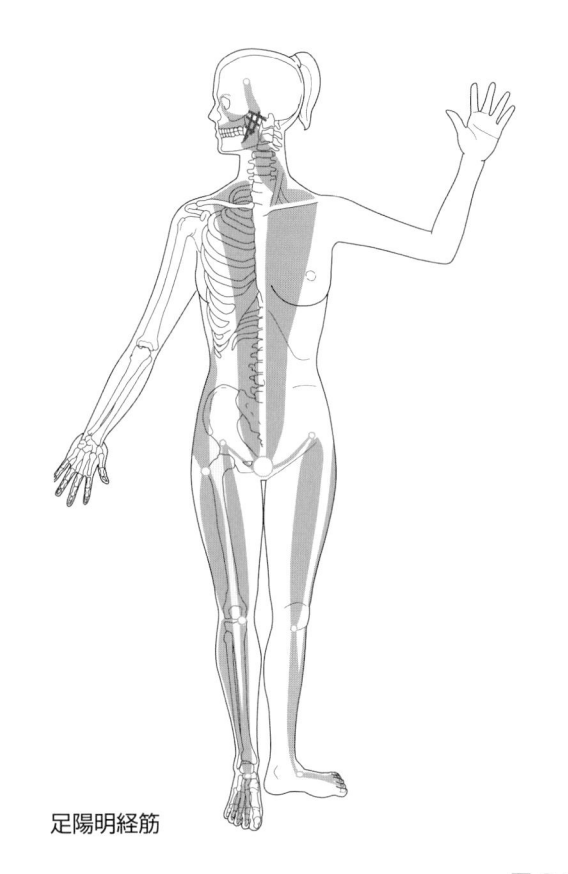

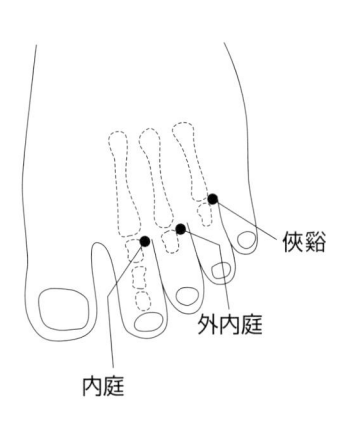

侠谿
外内庭
内庭

図 3-6

治療効果を高めるようである。

4）肩関節痛

症例①：50 歳、女性。
主訴：右肩痛、腰痛。
現病歴：2003 年 6 月の初旬から思い当たる原因もなく肩が痛くなった。右肩は徐々に痛くなり、腕を動かすと痛み、腕を下に降ろす時にも痛む。常に痛みがある状態で、安静時でもズキズキ、キリキリ痛んだり、重く痛んだりする。また、雨の日に痛みが生じる。日によって痛みの強さが弱くなったり、強くなったりする。右肩の痛みは肩の前面と外側後面がズキズキと痛み、温めると症状は緩解する。

腰痛は 4 年前に脊柱管狭窄症と診断され、保存的療法として、運動療法および鍼灸治療にて加療している。起床時痛、間歇跛行など

がある。

既往歴：20年前に乳癌のために左乳房切除。そのために左肩関節の可動域が制限されている。2年前に下肢の静脈瘤にて外科手術。

社会歴：主婦、自宅で農業を行っているが、現在はあまりせず、野菜の世話を行っている（特に5月から雑草ぬきが大変である）。腰が痛くなるので、座って作業しているとのこと（1日約3時間）。

現症：身長150cm、体重65kg。右肩関節に外転時（90〜120度）、痛みがある。疼痛部位および圧痛部は右肩関節前面（大結節付近）、右肩関節外側後面（臑兪、肩貞付近）の圧痛も認める。痛みの部位は一定している。

食欲はある（食べ過ぎないように注意している）、多食する方（甘いものが好き）、冷たいお茶を飲みすぎると腰痛が悪化する。

睡眠は良好（肩は起床時に動かす時に痛む）。

便通はやや軟便（常に下剤を用いている）。

東洋医学的所見

望診では得神、顔面の色（顔色）は厚化粧のために不明。

舌診では舌尖がやや紅舌、舌色はやや暗淡紅、白苔、苔がやや厚い、舌下静脈怒張。

問診では、自汗（すこし動くとすぐに汗がでる）、息切れしやすい、食欲はあり、便通は軟便、睡眠は良好。以前より足が冷える。雨の日や天候が悪いと、右肩が痛む。冷やすと腰が痛む。

脈は沈・虚脈、滑脈、左尺中が沈で無力。

背診では、胆兪の左が表面軟弱・深部硬結・圧痛、右が軟弱、右脾兪が軟弱。腎兪の左が軟弱、右が軟弱・陥凹。

切穴では左太衝の表面軟弱・深部硬結・圧痛、左臨泣の表面軟弱・深部硬結・圧痛、合谷の左が表面緊張・深部やや硬結・圧痛、右が軟弱、左陰陵泉がやや硬結・圧痛、左三陰交の表面緊張・深部やや硬結・圧痛、第4中手骨頭橈側部、第5中手骨頭内側部に圧痛。

切経では脾経に圧痛、左胆経に緊張・圧痛。

病態把握：2週間前から思い当たる原因がなく、発症しているために、明確な病因はわからない。

しかし、左上肢は左乳癌手術の影響により左肩関節の可動域が制限を受けており、常に右上肢を主に使っている。5月後半から家庭菜園の雑草引きなどを行っており、その負担により生じたものと推

測される。また、腰痛は血瘀・痰飲によって生じていることや、所見からも肩痛と同様な病因が関与しているものと思われる。

●右肩痛に関する病態把握
・思い当たる原因がないが、上肢の使いすぎと推測→経絡の阻滞による筋脈失養
・運動時痛があり、外転時が最も痛みが生じる→手少陽経筋の異常
・安静時にズキズキ痛む（刺痛）、固定性の痛み→瘀血が考えられる
・雨の日に痛む、重だるく痛む（重痛）→湿痰（湿邪）が考えられる
・温めると痛みが緩解する→気血の滞りによる陽気不足

中医学の弁証では、八綱弁証が裏寒証、虚実夾雑（痛みの性質や脈診、切穴の所見）、気血津液弁証が気虚（脈診、自汗、息切れ）、血瘀、痰飲証（痛みの性質）。臓腑弁証が脾陽虚もしくは腎陽虚証（腰痛の性質、便の異常、背診など）が考えられ、経絡弁証が足少陽胆経、足太陰脾経、手少陽三焦経、手少陽経筋、手陽明経筋の異常と思われる。特に、右肩痛は肩関節の外転障害および肩関節外側後面の痛みなどから、主に手少陽経筋（図 3-7）の異常として考える。

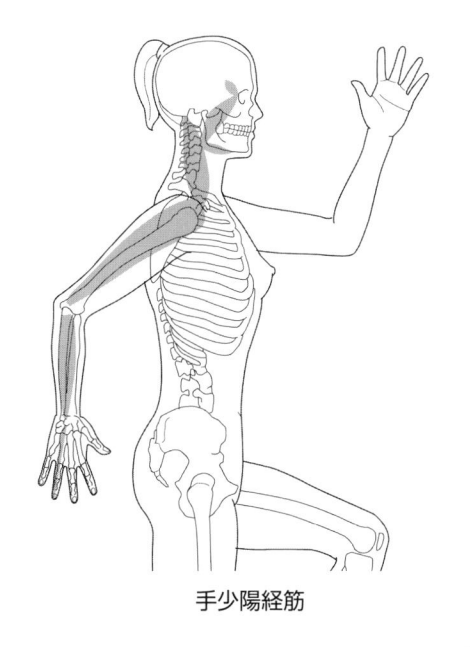

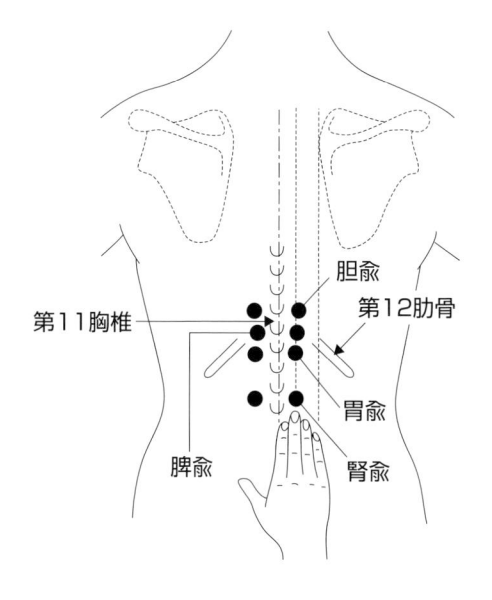

図 3-7

治療方針：右肩痛は以前からあった腰痛よりも新しいので、まず、経筋の病における肩痛への治療を行ってみる。次に腰痛の治療は血瘀や痰飲の治療を行うために、経脈阻滞を疏通させる治療を中心に全身調整の治療を行う。

治療（治療は右肩の痛みを評価しながら、段階的に治療を行った）
　①第4中手骨外側、第5中手骨内側に皮内鍼（主に手少陽経筋の阻滞への治療）。
　②左合谷に得気後抜鍼（気血の阻滞の治療）。左臨泣、左三陰交の置鍼（10分間。手足少陽経の調整、血瘀の治療）。
　③左右腎兪（腎陽を補う）、右胆兪（少陽胆経の調整）、左胃兪（脾胃の調整。図3-7）。
　④臑兪、肩貞付近に刺鍼後抜鍼。

各治療ごとにおける右肩痛のVAS（痛みスケール）値の変化：治療前のVASは8.5 cm。①の治療後は4.6 cm、②と③治療後のVASは1.8 cm。④治療後のVASは1.8 cmのままであった。

治療の経過

　上記の治療1週間後：治療前のVASは1.5 cm。治療後はVASは1.0 cm。経筋への治療は手の少陽経筋に対して右第4中手骨外側に皮内鍼を行う。

　上記の治療2週間後：治療前のVASは1.0 cm。治療後はVASは0 cm。経筋への治療は右第4中手骨内側に皮内鍼を行う。

　上記の治療3週間後：治療前のVASは0.6 cmのために、肩痛の治療は終了。

考察およびまとめ：経筋の異常が病態の中心であれば、経筋の異常に対する治療によって治療効果が充分に得られるとされている。本症例では経筋の治療によって痛みが半減し、全身的な調整を加えることにより、痛みは最初の痛みの2割となった。このことから、本症例は単純な経筋の異常ではなく、臓腑経絡の異常も含んだ症例であることがわかる。

　中医学における肩痛の病態は前述したように主に痺証とされており、本症例も痰湿もしくは血瘀が関与しており、部分的には痺証としても捉えることができる病態であった。また、運動過度による気血不足や慢性的な腰痛による陽気不足もあるために、複雑な病態となっており、VASの評価でみるように経筋に対する治療だけでは充分な効果が得られなかったと思われる。本症例のように複雑な病

態で経筋との関与が考えられる場合は、まず経筋の治療でどの程度の治療効果があるのかを試し、次に気血津液や臓腑・経絡の異常などを治療し、何が関与しているのかを検討しながら、順を追って施術していくことが大切であると考える。

　以上の点から、肩痛の中には、本症例のように複雑な病態を持って発症する場合もあり、肩痛でも臓腑・経絡を含めた病態把握が必要であること、治療においても単に経脈上や経筋上に治療するだけはなく、病態を充分に考慮して治療を加えることにより治療効果が向上すること、などがよく理解できた症例であった。

症例②：主婦、58歳、女性。
主訴：肩関節痛（上腕二頭筋長頭腱および腱板部の炎症を呈した症例）。
現病歴：1カ月前無理をして肩を使ったために痛みが出現し、現在では屈曲（50度）、外転（40度）、外旋制限（30度）が著明。接骨院、鍼灸院を受診するが症状著変ないため、来院した。
現症：スピードテスト、外転負荷テスト陽性。腱板部、結節間溝部、上腕二頭筋の緊張。圧痛著明。
東洋医学的所見
　舌は淡白、胖大(はんだい)、嫩(どん)、白膩苔、舌辺から尖部無苔。
　脈は脾の滑、腎経虚（脈力不足）。
　切経では右（患側）二間、魚際圧痛、太谿軟弱・圧痛。
病態：1カ月前に無理をしたために発症した陳旧例であるが、障害部位は上腕二頭筋長頭腱および腱板部と考えられる。東洋医学的には、腎虚で子午の陰陽関係から大腸経が実したもので、脾の運化作用の失調により湿痰が悪化要因として作用しているものと考えられた。
治療：手の陽明経筋病と考え、二間（図3-8）に10分間置鍼（1寸1番鍼）したところ、疼痛による運動制限は改善され、自覚的な疼痛も治療前に比し、2割に減少した。
直後効果：肩運動時痛が10⇒2に軽減。

二間

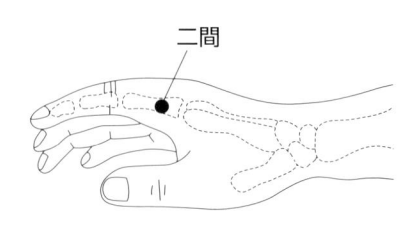

図3-8

症例③：学生、22歳、男性。
主訴：右肩の挙上困難（上腕二頭筋長頭腱腱鞘炎の症例）。
病歴：昨日柔道の練習で汗をかいた後、そのままで2時間ほど遊んで風邪をひいた。鼻汁、鼻閉、肩前面の痛みを自覚し、下宿で結節間溝部や筋肉に鍼治療を受けた。痛みは軽減するが、肩の脱力感でまったく挙上できなくなって来院した。
現症：上腕二頭筋の緊張・圧痛（＋）、スピードテスト（＋）。
　舌は淡白舌、薄白苔、湿潤。
　問診では、悪寒、自汗、軽度熱感、後頚部から背部のこわばり感。
　脈は浮、数、やや緩。
　切穴では肺兪右軟弱・圧痛、肺経が浮腫状で痛覚過敏（擦診異常）。
病態：現代医学的には上腕二頭筋長頭腱腱鞘炎であるが、学生同士が下宿で不適切な治療を局所に過剰に行ったために起こった、鍼刺中筋によるケースである。東洋医学的には風寒の邪による表寒虚証（桂枝湯証）と、風寒の邪が手太陰経筋を障害した肩関節痛と考えられた。
治療：患側肺経上で最も浮腫状に膨隆し、撮診痛、圧痛の強かった右列缺に皮内鍼を行ったところ、肩痛・運動制限は消失した。ついで、風邪に対する処置として、風池・風門に対して瀉法の鍼を行った後、身柱・肺兪に直接灸7壮施灸して治療を終了した（図3-9）。以後、肩関節痛は出現していない。

> **メモ**
> 　ある日突然肩関節前面の運動時痛を自覚するようなケースでは、風寒の邪によるものが非常に多い。多くの鍼灸師の中には、風寒（いわゆる風邪）によって肩痛が起こることを理解していない場合が多いと思われる。このようなケースでは、局所への施灸または経筋を考慮した魚際等への皮内鍼刺鍼が著効を示すことが多い。逆に

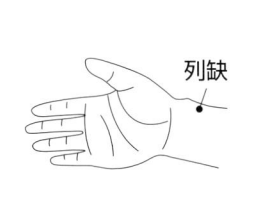

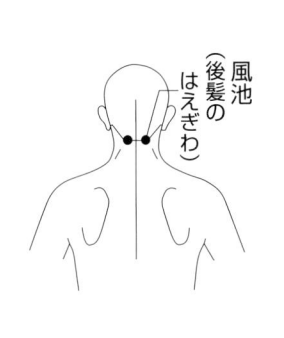

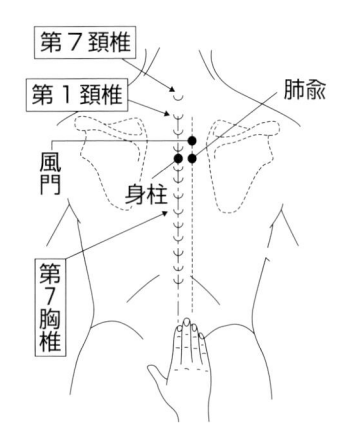

図3-9

> 局所への深刺や置鍼はかえって症状の憎悪を起こすことがあり、注意が必要である。

症例④：69歳、男性。
主訴：右肩後面から上肢後面の疼痛。
現病歴：徐々に肩後面痛を自覚するようになり、最近では肩外転時に肩後面から肩甲骨後面の疼痛を自覚する。肩上部のこり感も強い。
診断および治療：単純な経筋病ではないが、明らかに手太陽経筋（肩関節後面から肩甲骨後面）上のこり、痛みを自覚する。そこで、小腸経の前谷（P.80 図3-1）に1寸1番鍼にて切皮置鍼を行ったところ、肩外転時の痛みなく動く範囲（ROM）が80度から100度まで変化した。このとき、治療前後のVAS値を評価したところ、77㎜から57㎜に減少していた。

症例⑤：46歳、女性。
主訴：左肩の痛み。
現病歴：3日前に片づけをしているとき、不自然な体勢で重いものを持って違和感があった。それから徐々に痛みを自覚するようになり、肩を前屈するときと外転したときに肩が痛む。風邪を引いたり、寒い思いをしたこともなく、鼻水や鼻づまり、咳、熱などはない。肩の痛みは肩をある程度まで動かしたときにだけ痛み、それ以外で

はじっとしていても痛みは感じない。左の首筋もつっぱったような、こったような感じが昨日ぐらいからでてきた。これまで肩を痛めたことはなく、肩こりもそれほど感じたことはないが、五十肩ではないかと思って来院した。睡眠は良好、便通は1日1回、食欲はあるがあまり食べないように努力している。

社会歴、個人歴：農家の主婦。今はほうれん草と大根の収穫をしている。

既往歴：特になし。子供は2人、安産だった。

現症：左肩ROMは、屈曲130度で肩前面の疼痛、外転145度で肩峰付近に痛みがある。頭を右に倒すと左の斜角筋付近の牽引感が強い。

東洋医学的所見：舌は淡紅舌で舌先部に紅点が少し見られるのみで、薄白苔、適度の湿潤がある。原穴診では左太淵と陽池が軽度発汗して圧痛。脈は右寸口部がやや沈で脈力不足。背診では脾兪、胃兪が軽度硬結がある。

診断：手の方まで放散するような痛みやしびれ、冷感がないことから胸郭出口症候群は除外。慢性的な頚肩部の異常を自覚していないこと、および首の運動時の疼痛が限局したものであることから、変形性頚椎症も除外。したがって、斜角筋付近の筋膜性疼痛と考えられる。東洋医学的には、手太陰経筋および手少陽経筋病が考えられる。

　証：手太陰・手少陽経筋病証。

治療：左魚際、液門（図3-10）に皮内鍼。刺鍼直後より肩関節痛および頚部の牽引感は消失した。

症例⑥：60歳、女性。

主訴：肩関節痛。

診断と治療：手足少陽経筋、脾虚湿痰と考え、左俠谿、行間、左公孫（図3-11）、右液門の皮内鍼、右脾兪の瀉で症状軽減。以後6日間程効果持続する。

　◎6日後

　脾虚湿痰、足少陽経筋：右上腕痛（手少陽経筋病）→右液門に皮内鍼をしたふりをして、絆創膏固定のみ→まったく変化なし。

　再度絆創膏をはがして同様にして皮内鍼を約0.5mm刺入して絆創

4. 治療の実際（経筋病症例）

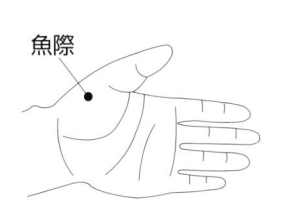

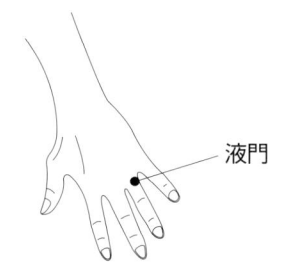

図 3-10

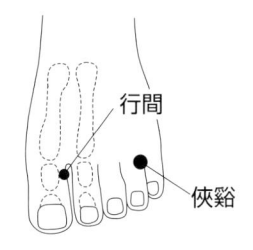

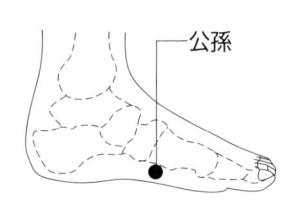

図 3-11

膏固定→肩関節の運動痛消失（圧痛は軽度持続する）。
　左公孫瀉、右俠谿と内庭の皮内鍼、右脾兪、左胃兪の瀉で終了とした。

5）肘関節痛

症例：36歳、男性。
愁訴：テニス肘。
現病歴：一昨日テニスの試合をして、右肘の痛みが起こった。手関節の背屈時に肘関節部外側が痛む。長短橈側手根伸筋の付着部付近の索状緊張と圧痛がある。
診断および治療：手少陽経筋病と考え、右液門に皮内鍼刺鍼を行った。その結果、長短橈側手根伸筋の緊張・圧痛は変化しないが、手関節の背屈時痛はほぼ消失した。

6）手首の痛み

症例①：24歳、男性。
愁訴：左手首の捻挫。
現病歴：1カ月ぐらい前に運動をしていたときに転倒し、手をついて支えたために手首に痛みを自覚するようになった。近医整形外科を受診し、レントゲン等により、骨には異常がなく、湿布のみをもらい治療するも症状はまったくよくならず、今まで湿布のみをまいており、今日も湿布しているとのこと。
現症：手関節の掌屈および背屈の両者とも半分ぐらいしか可動域がない。左手関節の背側裂隙中央（陽池付近）には、浮腫状の腫脹および限局的な圧痛がある。前腕伸筋群は緊張し、反対側に比して圧痛も軽度見られる。
診断：動作時痛のみが顕著であることから手少陽経筋病が考えられる。なお、前腕伸筋群の緊張まで引き起こしているが、経脈走行上の異常は特に見られなかった。
治療：左液門（図3-10）に軽く指頭を触れて、手関節の掌背屈を行わせた結果（FCT）、疼痛はほとんど消失するとのこと。次いで指頭をはなして再度掌背屈負荷を行わせると疼痛は再現し、可動域も制限された。そこで、左液門に皮内鍼刺鍼を行ったところ、陽池付近の圧痛は軽度残るも自動運動時の痛みはほとんど消失した。

　1カ月間加療して効果のなかった関節痛が液門への皮内鍼刺鍼でほとんど消失してしまったことから、患者さんも治療者も大いに驚いた症例であった。

症例②：62歳、女性。
愁訴：右手首痛（腱鞘炎）。
現病歴：1週間前から右耳の閉塞感、音が頭に響く感じ、立ちくらみ、腰痛を自覚するようになった。これまでにもしばしば種々の不定愁訴を訴えて治療を受けていたが、今回ご主人が休みが取れたので連れてきてもらった。食欲はあるが、あまり量は食べられない。便通は1日1回あるが、やや軟便。睡眠は比較的とれるが、朝倦怠感があり起きにくい。特に雨天時には顕著。病院に行くのが怖くて（重い病名を指摘されたら怖いから）、多少症状が強くても我慢している。

イライラすることが多く、胃が痛くなったり膝前面の痛みを自覚する。

現症：右フィンケルスタインテスト（陽性）、短母指伸筋腱の限局的圧痛あり、局部の熱感は特になし。母指を外転するときに陽谿付近のひきつり感があり、苦痛である。母指腱鞘炎を示唆する。

東洋医学的所見

脈は左の関上、尺中が沈めて無力、右関上には微弦。

腹診では、臍周囲から上腹部が固く、中脘付近は冷汗あり。左天枢は動悸、硬結、圧痛が顕著。関元は軟弱。

原穴診では、太衝、公孫が軟弱。特に右公孫は表面が軟弱で発汗、深部には索状の硬結・圧痛がある。太谿から復溜にかけて、浮腫状の膨隆、圧痛。

背部兪穴では、肺兪、厥陰兪軟弱、膈兪の硬結、右肝兪、胆兪、胃兪、腎兪の硬結・圧痛。特に脾兪、胃兪、意舎、胃倉の膨隆・硬結・圧痛が強い。以上のことから、肝胃不和、脾経虚、三焦経実、手陽明経筋病と判断した。

治療：右太衝、公孫、左合谷、右胃兪、右志室、両天柱に置鍼7分。直後に右手のひきつり、痛みは著変なし。そこで、手陽明経筋病に対して、二間（P.94 図3-8）への皮内鍼を行ったところ、ひきつり感及び疼痛は消失した。

7）腰痛、坐骨神経痛

症例①：60歳、女性。

主訴：①腰痛および下腿のしびれ、②左膝痛、③肩腕部こり。

現病歴

①2年ほど前から腰痛を自覚し、近医整形外科で第4腰椎のすべり症を指摘されている。腰部は重だるい感じで、両側の下腿外側（胃経）から2～4趾の付け根付近に冷えたようなしびれ感を感じる。左ハムストリングに緊張・圧痛があるが、足背動脈の拍動は左右差なし。

②今朝起きたときに膝関節内側関節裂隙部付近の痛みを自覚。大腿内側にも少し感じる（脾経）。FTA（膝外側角）はほぼ正常で、熱感、運動制限はなし。膝蓋跳動陰性。

③整形外科では使い痛みと言われている。肩を動かすと上腕外側

部に痛みを自覚する。肩関節外転位で内旋をすると、上腕外側部に痛みを自覚する。

現代医学的な病態：足のしびれはすべり症によるものと整形で指摘されている。足背動脈の拍動の左右差がないこと、歩行や労作によってしびれ感に変化がないことから、神経性のものか、すべり症によるものと考えられる。

膝関節については、変形が軽度で炎症所見、関節水腫も見られないことから、局所的な軟部組織の炎症と考えられる。

上腕外側痛については、肩関節運動時に上腕外側部の違和感、疼痛を自覚するのみで、運動制限や徒手検査（ペインフルアークサイン他）が見られないことから、軽度の局所的な軟部組織の炎症と考えられる。

東洋医学的所見：舌は胖大で嫩、淡白舌で白膩苔、舌下静脈の怒張あり。脈は全体にやや滑で無力。下腿のしびれは胃経および足の第2〜4趾で、背部の胃兪、胃倉（左＜右）の硬結、緊張、膨隆、圧痛が認められる。膝の痛みは膝蓋骨内側から血海付近にかけての部位である。また太白から公孫にかけて表面軟弱で深部に索状の緊張が認められる。症状は天候に左右され、特に雨の日は悪化する。

病態：現代医学的にはすべり症によると思われる腰痛および下肢のしびれ、膝関節および肩関節部の軟部組織に軽度の炎症が疑われる症例である。一方、東洋医学的に、下腿のしびれおよび膝の痛みは、脾気虚により水湿の運化が障害され、湿痰が経絡の気の流れを阻害しているところへ仕事による労倦（疲労・倦怠感）が加わり、胃経、脾経、小腸経の経絡経筋の異常を来したものと考えられる。

以上のことから、臓腑病証が顕著でないことと湿痰による異常が顕著でなければ、経筋に対する処置だけで効果が出ると考えられた。

治療方針

湿痰を取り、脾気を補い、胃経・小腸経の経筋を伸びやかにすることを目的とする。さらに、腎の陽気をめぐらすために灸治療を併用することとした。

①左公孫（P.97 図3-11）、両側三陰交（P.86 図3-5）に1寸5番鍼で瀉法。この段階で膝関節内側の運動時痛は消失した。

②次いで、右内庭への皮内鍼により、下腿のしびれ感は消失した。

③右後谿（P.80 図3-1）への皮内鍼により、上腕の運動時痛も消失した。

図3-12 内関

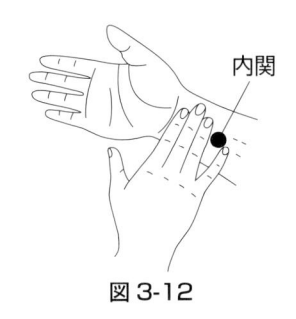

④その後、腰部のだるさおよび脈力不足に対する処置として、両側腎兪（P.91 図3-7）への半米粒大直接灸5壮、右大腿二頭筋圧痛部への単刺、右上腕部への接触鍼を施行して終了した。

◎第6診

経過：起きあがるときなどに下肢外側の痛みを自覚する。右上腕外側にも多少症状が残る。他の所見はそれほど感じていない。よって足少陽経筋および手太陽経筋の異状を呈していることがわかる。

証：脾虚湿痰、足少陽経筋病、手太陽経筋病。

治療：左俠谿、行間の皮内鍼、左公孫の瀉法、右液門の皮内鍼、右脾兪の瀉法を行って終了した（図3-11、図3-10、図3-7）。行間は、膝関節部の屈伸時に肝経上の疼痛を訴えたために追加した。

直後効果：自覚症状はほとんど消失。

◎第7診（1週間後）

1週間症状は楽であったが、昨日からそれぞれの症状を自覚する。

治療：右内関（図3-12）と左公孫の瀉法により、だるさが軽減した。右俠谿の皮内鍼により下肢外側の違和感が、左内庭の皮内鍼により下腿のしびれ感が消失。最後に反応のあった右脾兪と左胃兪に瀉法を施して、終了した。

症例②：62歳、女性。
主訴：下肢後面の痛み。
現病歴：5日前に仕事で重い物（ガラス板）を多く持ったためか、翌日から歩けなくなるほどの痛みが下肢後面に出現した。痛みが強いため、近医を受診して検査や治療を受けた。鎮痛薬と湿布をもら

うが、下肢後面の痛みはなくならなかった。薬を服用してから胃が痛くなったため、今は服用していない。検査では特に異常がなかった。特に朝方に痛みが強くなり、少し動くと痛みはわずかであるが軽減する。自分で「お灸」や「携帯カイロ」で患部を暖めたが症状に変化は見られなかった。このまま、悪化するのではないかと思い、鍼灸センターに来院した。

既往歴：5年前から高血圧症と言われている。
個人歴：アルコールは時々飲む程度（2年前まではビール1本/日）。
社会歴：ガラス加工員（2年前に定年を迎えたが、時々臨時で働いている）。ガラス板（10 kg）を持ったり、それを加工したりする作業をしている。
家族歴：特記すべきことはない。
現症：身長 160 cm、体重 58 kg。食欲はあるが薬で胃が荒れている感じがある。便通や睡眠は良好。左下肢後面の痛みは左殿部からふくらはぎにかけて、ひきつるような痛みがあり、圧迫すると痛みが強い。左腓腹筋の把握痛あり。左大腿二頭筋（左腸脛靱帯部にも軽度）に緊張・圧痛。左大殿筋・中殿筋にも圧痛あり。脊柱起立筋の緊張（左＞右）、第3腰椎左外方3寸に圧痛があり、起立時に同部に痛みが生じる。左右の膝関節に軽度の内反変形を認める。

東洋医学的所見

　顔面は頬紅。

　舌は淡紅舌、白苔、少苔、嫩舌、やや乾燥。

　問診では、肩こりがあるとのこと。膝の痛み（左＞右）は以前からあるが、下肢後面の痛みが強くて痛みを感じない。口渇あり、夜間に強くなる。足が冷え、のぼせがある。

　脈は沈、細。

　腹診では臍下軟弱。

　背診では左膈兪が軟弱、右脾兪が軟弱・圧痛（喜按）、左腎兪が軟弱。

　切経・切穴では左腎経に圧痛。左合谷が緊張、圧痛、左外関が軟弱・圧痛（喜按）。

　東洋医学的には、虚熱証が疑われ、臓腑では腎陰虚、経脈では足太陽膀胱経脈病証、経筋では足太陽経筋病と考えた。

鍼治療

①左大巨、左外関、左申脈（図3-13）。

4．治療の実際（経筋病症例）

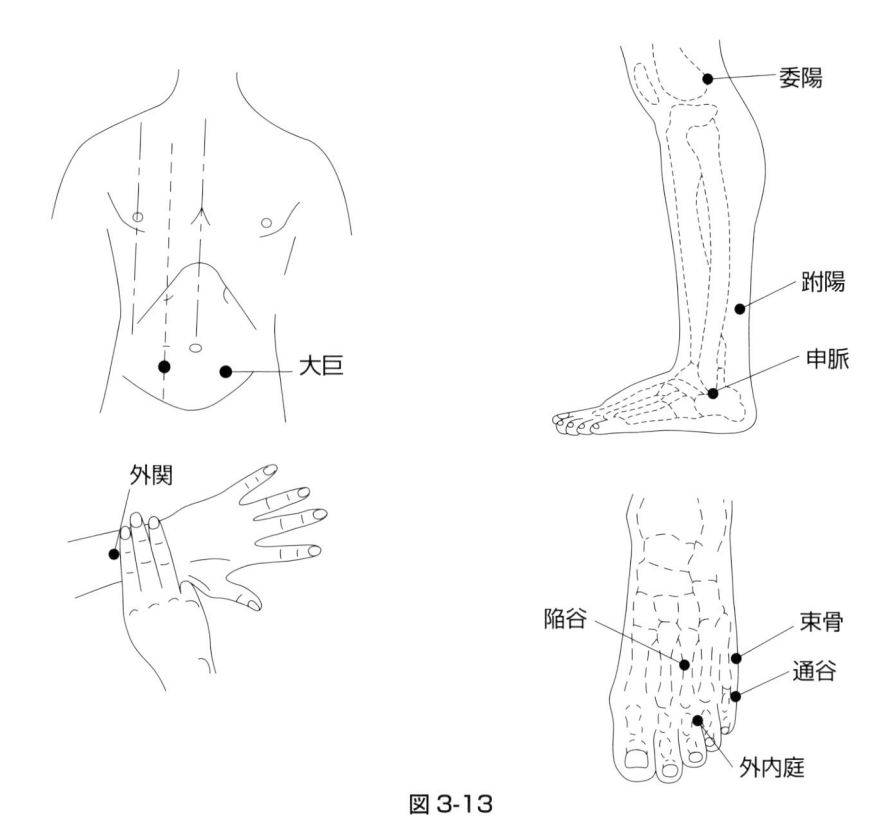

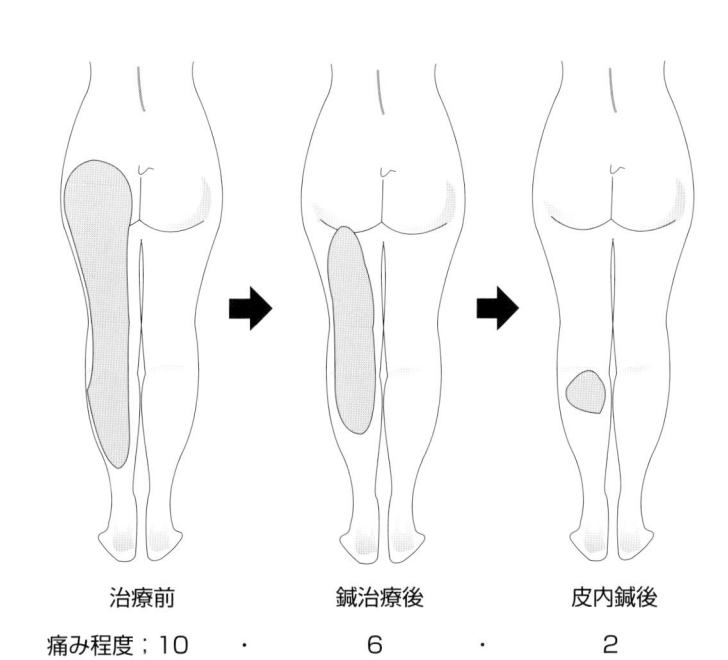

図 3-13

治療前　　　　　鍼治療後　　　　皮内鍼後

痛み程度；10　・　　6　　・　　2

▨ 痛みの範囲を示す

図 3-14

②右脾兪、左腎兪への置鍼7分間。
③左委陽、左附陽（図3-13）への単刺。

　①〜③までの治療で治療効果は10→6となり、痛みは軽減したが、歩くと大腿後面からふくらはぎにかけてひきつれる痛みがある。そこで、足の中足指節関節の圧痛をみたところ、左第3趾と左第5趾の外側に著明な圧痛を認めた。

　左足第3趾の外内庭、外陥谷（外陥谷は陥谷の外、第3趾にある）は足陽明経の経筋病（胃の具合が悪いことおよび膝関節の問題から来るものと思われる）、左足第5趾の通谷、束骨（図3-13）は足太陽経筋病（主訴の部位との関連が深い）が考えられ、束骨に皮内鍼をしたところ、刺鍼直後から痛みが10→2（図3-14）となり、膝窩部にひきつり感がわずかに残るが、歩行しても、ひきつり感は増加せず、スムーズに歩けるようになった。

治療経過：治療後5日間まで左下肢後面の痛みの治療効果は持続していた。しかし、前回の鍼治療前に服用していた鎮痛薬による胃の痛みが続くために、再び医院に行った。その時に腰の牽引治療をすすめられ、断りきれず牽引治療を受けることとなった。しかし、牽引中から足のしびれを感じるようになり、帰宅後にはしびれが痛みに変わり、鍼治療前と同じ状態となってしまった。

　そこで、再び鍼灸センターに来院し、前回とほぼ同様な治療を行うことで、左下肢後面痛は治療直後から10→2となり、その後、痛みは消失し、治療を打ち切った。

まとめ：寒冷期には、下肢後面の疼痛やひきつり感を訴える症例が散見される。坐骨神経痛と診断されて来院するケースも少なくない。一方、鍼灸医学では下肢後面の動作時痛やひきつり感等は経筋病の範疇に属す。このような場合は、その末梢の滎穴や兪穴に顕著な圧痛の観察されることが多く、これらの圧痛点に対する皮内鍼施術によって、刺鍼直後から動作時痛、牽引痛の消失を見る場合が少なくない。

　他方、安静時痛や夜間痛、しびれ感を訴えるケースでは経筋病ではなく、経脈病や臓腑病に根ざすものであり、兪募穴や五行穴等を用いた臓腑・経脈に対する治療が不可欠である。その後に残る動作時痛や牽引痛は、滎穴や兪穴で簡単に軽減させることは可能である。

　なお、皮内鍼を多用しているが、皮内鍼は中枢方向へ約0.5 mm程度の刺鍼で十分効果が観察される。切皮置鍼や糸状灸でも効果はほ

ほ同様である。これらの部位への円皮鍼は、皮下組織損傷の危険があることからあまりおすすめできない。

患者さんが感じるか感じないか程度の、ごくわずかの皮内鍼刺鍼でなぜ、刺鍼直後から明確な鎮痛効果が出現するのかは明らかではないが、非常に効果的で興味深い治療方法の1つである。

症例③：51歳、女性。
主訴：坐骨神経痛。肝血虚、血瘀、足太陽経筋病。
治療

◎初診

右太衝、三陰交の瀉＋右通谷（軟弱・圧痛）皮内鍼…下肢ひきつり感 10→5。

右肝兪、胃倉の瀉法で終了。

◎第2診（3日後）

2日間症状軽減。

3日目の夕方から症状悪化…一番ひどい時「10」とした場合に、現在の痛みの程度は、10→5。

右太衝、左合谷の瀉＋右束骨、内通谷皮内鍼（症状軽減）。

◎第3診（第2診より約1週間後）

3〜4日間効果持続した。座位を持続したり、15分ぐらい歩くと症状が強くなる。

今日は肩こりが強い。

血瘀、足少陽経筋・太陽経筋・手少陽経筋。

右内通谷刺入せずに貼るだけで軽度軽減するが、症状持続する。

左三陰交瀉、右液門の皮内鍼で肩関節の痛みが半減。

右後谿の瀉、右胆兪、胃兪の瀉により、肩こりが消失した。

症例④：67歳、男性。
主訴：腰殿部痛。
治療

◎第19診

3月以降忙しくてこられなかった。それで症状徐々に悪化。前屈、背臥、側臥位で症状再現：瘀血、少陽経筋病：外陥谷の皮内鍼、右

三陰交瀉、左公孫瀉、左後谿瀉→殿部のつっぱり感少し残る程度に改善→臨泣に皮内鍼→殿部つっぱり感消失（こんな治療法初めてだが、すっきりしたので驚いた！）。

◎第20診（2日後）

前回後つっぱり感は緩和し、数日間効果持続。痛みの場所は変わらないが、程度は軽減している。痛みの誘発姿勢をとるも、誘発は起こらなくなった。右照海補、左三陰交瀉、右足臨泣皮内鍼、右胃兪瀉。

◎第21診（第20診より18日後）

4～5日前まで調子がよかったが、以後、殿部のだるさ、力の入りにくさを自覚。

湿痰、血瘀　少陽経筋病は地五会に絆創膏固定→不変→再刺入→幾分軽減する。

右合谷、公孫、右胃兪、胆兪の瀉にて症状が軽減した。経筋治療では十分な効果が得られなかったため、臓腑に対する処置を追加して、症状が変化した。

症例⑤：82歳、女性。
主訴：右下肢痛。1カ月前より思い当たる原因もなく、徐々に右足首から下肢外側、殿部にかけての痛みおよびしびれを自覚し、近医整形外科にて「坐骨神経痛」と診断され、内服および外用薬を使用するも症状変化なく、来院となった。
治療：神経根症状、知覚異常なし。他に愁訴なく、食欲、睡眠、便通が良好であることから、東洋医学的には、肝鬱気滞、血瘀、足少陽経筋病と判断され、経筋病に対して患側俠谿への皮内鍼により下肢症状は消失した。

症例⑥：80歳、女性。
主訴：右腰殿部痛（重だるい痛み）。
原病歴：1カ月前から右殿部外側から右足首外側までしびれ感を自覚し、当院整形外科を受診し、「右坐骨神経痛」と診断された。自宅にてしびれ感の強いときには右下肢外側部に湿布をしていたが、軽減しないため鍼灸センターを受診した。来院時、しびれはビリビ

リする感じで、1日3〜4回痛み、痛みとだるさを伴う。

現症：右半身のこり痛みあり（他覚的）。右足背L5領域の知覚鈍麻。FNS・SLRは左右とも正常。EHL・FHL左右とも「5」。PTR：左右とも「＋」、ATR：左「＋」、右「±」。

足背動脈の拍動：左右とも触知。

東洋医学的所見：舌暗淡白、帯青紫。黄膩苔、舌下静脈怒張「＋」、瘀点「＋」。

脈は渋、肝の浮、胆経旺実。円背、右脾兪軟弱、仙骨部に細絡、左右腸骨部の冷え。

証

　八綱：裏、虚・実、熱。

　臓腑：肝陰虚胆熱、脾虚（脾失健運）。

　経絡：足少陽経筋病。

　気血津液：血瘀、湿痰。

　病態：年齢的には瘀血、腎虚が疑われる。生来短気で怒りっぽく、肝鬱が起こりやすく、近所の人と口論等をするとてきめんに症状が悪化する。

　症状の発現部位は少陽経であることから、肝鬱から引き起こされた少陽経筋の気滞性疼痛と考えられた。

治療：瘀血に対しては左三陰交の瀉、右半身の異常に対しては右申脈の補、足少陽経筋病に対しては右俠谿に皮内鍼をした。

　直後効果：殿部から下肢のしびれ感軽減。

　経過：殿部から下肢のしびれ感は徐々に軽減していた。

◎第8診

風邪を引いて右足首の痛み自覚（下肢のしびれは消失）。足首の痛みは丘墟から足臨泣付近にかけてであり、捻挫によるものと思われるが、俠谿の皮内鍼で症状は消失した。

◎第9診（第8診より2週間後）

右肩関節痛自覚。肩の疼痛部位は三焦経の臑会から肩髎付近であり、手の液門への皮内鍼で症状は軽減する。

◎第10診（約1ヵ月後）

定期的な通院（南丹病院）途中に転倒して膝関節痛、下腿部痛が起こり、血腫も見られる。瘀血（一側合谷の補、三陰交の瀉法）として対処。

◎第24診（約3ヵ月後）

肩関節、腰痛、膝関節、足関節部の疼痛は、治療を受けないと時に疼痛が自覚されるが、週に1回の治療にて、自制内で生活が可能な範囲にコントロールされている。生活活動性も確保され、日常生活での不自由はほとんど感じていない。

まとめ：肝鬱気滞、瘀血、脾虚湿痰をベースとし、少陽経の経絡経筋病としての肩関節痛、下肢痛、足関節痛を自覚する症例である。瘀血（時に湿痰）に対する処置のみでも症状の軽減を見るも、さらに経筋に対する処置をすると、ほとんど運動時痛は改善し、継続的な治療により、諸症状も減少した。逆に、皮内鍼の固定のみでも十分ペインコントロールが可能であった。

8）股関節痛

症例：44歳、女性。

主訴：左下肢のだるさとしびれ感、股関節術痕部の疼痛。

現病歴：6年前、腰を落として座った状態で子供の靴を洗っている時に、左の殿部・股関節部に疼痛としびれ感を自覚した。3年前にレントゲン検査の結果、股関節（寛骨臼）の臼状部が半分しかないと告げられ、手術すべきと判断され寛骨臼回転術を行った。術後、左殿部の疼痛は消失し、左股関節の疼痛はいささか楽になったが、左股関節部、特に術痕部のしびれ感が残った。去年、固定具のプレートを摘出したが、その後から術痕部の疼痛と左下肢全体にだるさやしびれ感が出現するようになり、徐々に症状の程度が加重され現在に至る。

既往歴：8年前に喘息。

社会歴：主婦。

個人歴：たばこ1日20本。

現症：左下肢のだるさとしびれ感は、場所の特定が不可能で、ここ数日前から程度が加重されている。股関節術痕部には、疼痛としびれる感じがあり、左上前腸骨棘下2cm（髀関）の部分および股関節中央上部（維道付近）の術痕部に限局している。

　食欲は正常、口渇なし、温かい物・酸味が好き。

　便秘がちで服薬（センナ系）を1日1回。

　夜間尿なし、臭気なし。

　睡眠は良好。

寒熱は足冷、春夏にのぼせやすい。

自汗（秋冬もある）、盗汗なし。

五官は視力低下、眼精疲労、口内炎ができやすい。

その他、倦怠感、感冒をひきやすい、夏場にめまいと立ちくらみが出現（疲れるとなりやすい）、頭痛（後頭部、頭頂部：拍動痛で月経前および中に強くなる）、息切れ、喘息、月経痛がひどい。

現代医学的所見

股関節 ROM 伸展：右15度、左15度。

屈曲：右110度、左110度。内旋：右30度、左25度。

外旋：右40度、左30度。内転：右25度、左20度。

外転：右40度、左30度。

パトリックテスト：左側陽性、床間距離27cmにて股関節部に痛みを感覚。

SLR：左側やや+。

反射：アキレス腱反射+、膝蓋腱反射+、MMTおよび知覚検査正常。

東洋医学的所見

望診では顔面やや暗、肝（鼻根）・腎（顴骨から下顎にかけて）の部が白く気色ぬけ。淡〜淡紅舌、薄白苔。

腹診では『難経』「16難」の肝の部の圧痛。

脈は、全体脈は沈にてやや緊。気口九道脈は左陽蹻脈、足太陽経に滑脈、足厥陰経にやや緊脈。

切穴では照海虚、兪府虚、大敦実、膻中実、左申脈実、右風池実、左環跳実、飛陽虚。

病態把握

現代医学的：左変形性股関節症術後、術痕部疼痛。

東洋医学的：八綱弁証で裏虚寒証。気血津液弁証で気虚証、気滞証、血虚証。臓腑弁証で腎陽虚証、腎不納気証、肝血虚証。

経絡：足少陰経、足厥陰経、左陽蹻脈、足太陽経の失調（腎陽虚証を中心とした内傷病証と外科手術による局所気血失調の外傷病証が併病となっている病態と考えられた）。

治療内容および経過

本治法による経脈の調整と、標治法による症状の軽減を目的として以下の経穴に施術した。

本治法：照海、兪府、大敦、膻中による足少陰経と足厥陰経への

調整（置鍼）。

標治法：主訴に対して初診は左申脈（置鍼）、第2診は左申脈（置鍼）、術痕の疼痛部への皮内鍼（計4本刺入）。頭痛に対して、初診と第2診において左申脈、飛陽、右風池を加減（置鍼）。喘息に対して初診にて肺兪に灸頭鍼、足の冷えに対して腎兪へ温灸を施術。治療後、左下肢のだるさとしびれ感はカテゴリカルスケールで［1］（ほぼ消失）となった。しかし、第2診の帰宅後から股関節部の疼痛は漸次増悪し、股関節部の皮内鍼を除去することによって、症状は治療前よりも軽減した。

◎第4診
疼痛が足少陽経と一致して出現することから、経筋を考慮して切穴すると、臨泣の反応が顕著であった。そこで左臨泣に皮内鍼を行ったところ、股関節痛は直後から顕著な改善が見られた。以後、症状は軽快し、徐々に気にならなくなっていった。

まとめ：臓腑・経脈病証に対して経脈および奇経を使って症状の軽減を見ていた。しかし、局所の皮内鍼によってかえって症状の増悪を見、皮内鍼をとることによって症状は軽減した。このことは、経脈を疏通させる目的で行った局所への皮内鍼がかえって気血の阻滞を引き起こしたものと考えられた。

一方、第4診において主訴の疼痛やだるさが足少陽の経筋走行部に当たることから、切穴して左足臨泣に圧痛を認めた。そこで、左足臨泣への皮内鍼を行ったところ、術痕部の疼痛に対して顕著な効果を認めた。

股関節部の疼痛では、前面部の疼痛が非常に多く、主として足陽明経筋に一致して疼痛を訴えることが多い。特に、ストレスから招来された肝胃不和証の症例では、顎関節に出る場合、股関節前面に出る場合、膝関節前面に出る場合等、患者の弱点となった局所に症状が訴えられる場合が多いようである。これらはいずれも、内庭、陥谷等への皮内鍼刺鍼が効果的である。

本症例は、ストレスおよび外科的手術をベースとして起こった足少陽経筋病のケースであった。少陽経筋病では、股関節前面外側から殿部にかけての経筋流注が特徴的であり、殿部の痛みがある場合には、太陽経ではなく少陽経をとることが重要である。

また、胆は「中正の宮」とされ、精神的、身体的アンバランスが

4. 治療の実際（経筋病症例）

あると胆および胆経の異常を来しやすい。特に、下肢の外傷や手術等は胆経の異常を引き起こすことが多い。

9）膝関節痛

症例①：45歳、男性。
主訴：右膝関節痛（図3-15）。
現病歴：2〜3日前より思い当たる原因はなく、膝上外側部に運動時痛を自覚。歩行による体重負荷により疼痛が誘発され、特に階段の降下で痛みがひどくなる。また、正座、トイレでのしゃがみ動作が苦痛である。安静時痛や夜間痛はなし。

現症：前脛骨筋の緊張（＋）、歩行時痛（＋）、安静時痛（−）、夜間痛（−）、膝蓋跳動（−）、膝蓋骨の可動制限（−）、膝蓋骨のざらつき・痛み（−）、膝外側に熱感（＋）、前脛骨筋に沿って点状出血あり、変形はなし。

足陽明経筋　　　　　　　　　足少陽経筋

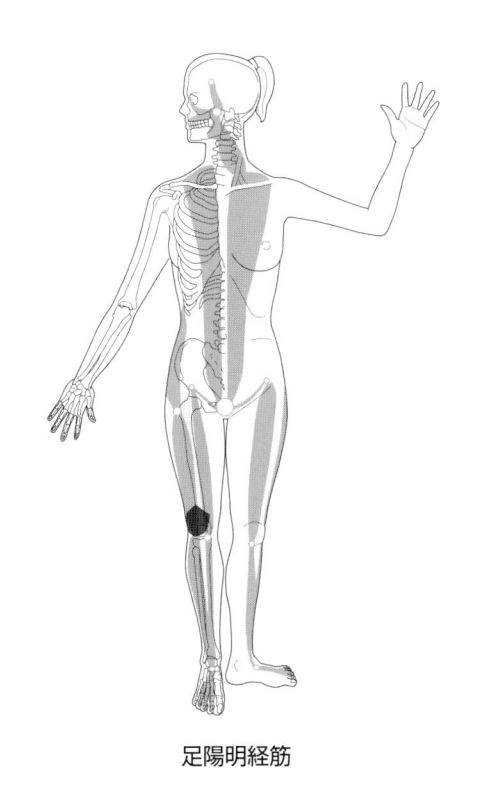

図3-15

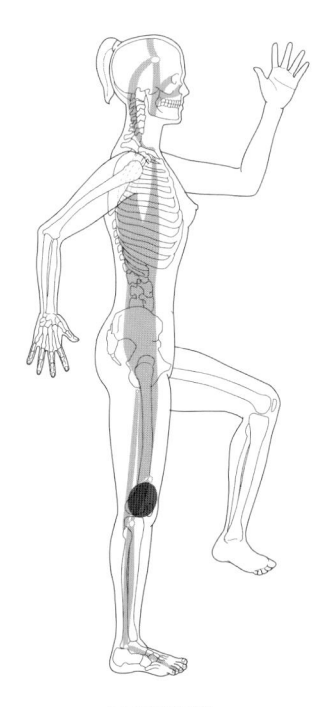

東洋医学的所見

　切経では右内庭、右足臨泣に著明な圧痛があり、他の滎穴あるいは兪穴には著明な圧痛は認められなかった。

　証：足陽明経筋病、足少陽経筋病（図3-15）。

治療と治療効果：右内庭、右足臨泣に皮内鍼を刺入直後、痛みはほとんど消失（VAS：治療前100㎜→治療直後5㎜）。その後、わずかに痛みが残る部分2カ所（足三里、梁丘）に5分間の置鍼を行ったところ、階段降下による疼痛はほとんどなくなった（VAS：5㎜→1㎜）。なお、1回の治療にて完治し、それ以降、症状の再現は見ていない。

まとめ：本症例は大腿脛骨関節（FT関節）の軽度の炎症による筋、腱、靭帯などの組織の緊張や炎症に起因する痛みと思われる。東洋医学的に考えると、①膝痛以外の愁訴や食事、睡眠、便通等の異常がないことから臓腑病や経脈の異常を疑わせる所見が乏しいこと、②運動時痛が主な主訴で、急激に発症したものであること、さらに③症状の発現部位が膝外側部であることから、膝外側に相当する足陽明経筋と足少陽経筋の異常と診断した。

　治療は、足陽明胃経の滎穴である内庭、足少陽経筋の兪穴である足臨泣に皮内鍼治療を行った。これらの2カ所の皮内鍼のみで運動時痛がほとんど消失したことから、本症例は臓腑・経脈にまで病は及んでいない単純な経筋病と考えられた。このように皮下に0.5㎜程度の軽微な刺鍼で疼痛の軽減が直後から得られ、その効果も持続したことは非常に興味深い知見である。

症例②：70歳、女性。

主訴：膝痛（変形性膝関節症：内側膝蓋型、中等度変形）。

治療

足太陰経筋病：左大都（図3-16）に絆創膏固定のみ→不変→皮内鍼刺入→疼痛消失。

　右大都に皮内鍼→直後より疼痛消失（歩行時痛）。

　右内関、左太白、右膈兪、右胃倉の瀉で終了。

　◎2診（2日後）

太陰経筋病→大都に皮内鍼を逆向きに張り付けて絆創膏固定（刺入せず）→歩行時痛消失。

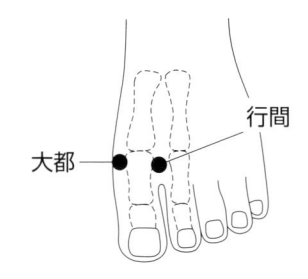

図3-16

　厥陰経筋→左行間（図3-16）に逆向けにして張り付けて絆創膏固定→疼痛消失。

　右膈兪、右胃兪の瀉：この段階で右太陰経の疼痛を訴える→左大都に鍼を張り付けるだけで症状消失。

本症例の意味するところ：皮内鍼の方向性は経脈の流注に対して、順（随）でも逆（迎）でもあまり関係ないようである。

　また、刺入せずに経穴部位に皮内鍼をのせるだけでも症状が変化することが非常に不思議である。絆創膏の湿布ではあまり効果が得られていないことから、金属を接触することに意味があるのかもしれない。しかし、非常に軽微な刺激であるにもかかわらず、症状が明らかに変化することは興味深い現象であり、圧痛反応を認める経穴の持つ作用によると思われる。

症例③：67歳、女性。
主訴：①膝痛、②足関節痛、③手首痛。
原病歴：1年ぐらい前から思い当たる原因もなく正座ができなくなり、膝関節の運動制限ならびに起坐動作時痛、階段昇降時痛、歩行時痛、スターティングペイン等を自覚するようになった。膝痛は雨天や寒冷により悪化する。また、2～3カ月前より手首の関節が腫れ、朝のこわばりならびに熱感、痛みを自覚するため近医を受診。軽度の関節リウマチを指摘された。この頃より膝関節の水腫も起こり、何度か穿刺・排液を行った。諸症状にあまり変化なく、当院整形外科を受診し、医師の紹介で鍼灸センター受診となった。
現症
①膝関節は膝蓋上包部の腫脹（左右とも）があり、熱感ならびに索状硬結、圧痛を認めるが、左右差はあまりなし。熱感は全体にある

が、左の内側部（鵞足部）で約1℃上昇。正座は困難で完全伸展もできない（軽度の屈曲制限）、起坐動作時痛、階段昇降時痛が強く、完全なしゃがみ込み動作は不可。起床時のスターティングペイン、他に、日常生活の種々の動作でも軽度の疼痛または違和感を自覚する。関節部には膝蓋跳動が陽性で、屈曲・伸展制限ともに軽度認められ、屈曲時には腫脹による（はれぽったいような）違和感を自覚する。膝蓋骨側縁部には限局的な圧痛ならびに膝蓋骨の可動性の制限が認められる。また、FT関節では軽度の内反変形が認められ、PF関節を主体とした変形性膝関節症（内側膝蓋型）が推定される。
②手関節部は両側とも腫脹、熱感が認められ、安静時でもだるさを自覚し、手関節の運動により疼痛は増加する。疼痛は起床時から午前中持続し、午後には軽減する。また起床時には手のこわばり感があり、関節部周囲の軟部組織の軽度の腫脹も認められる。
③その他、肩こり、右足関節部痛を自覚するが、外傷等によるものではなく、徐々に発症したものである。

東洋医学的所見
①下腿部の静脈瘤が顕著で、舌下静脈の怒脹および脈状診では渋脈（瘀血）を呈し、肝腎の無力、脾の滑がみられる。
②膝関節部の疼痛は足陽明経ならびに足太陰経に顕著で、膝の屈伸時に疼痛および牽引痛を自覚し、安静時には症状がないことから、足太陰経および陽明経の経脈・経筋病が考えられる。
③手関節部は手の太陽経が中心で時に少陽経に疼痛を自覚することから、手の太陽経筋および少陽経の経脈・経筋病が推定される。
④また、舌は淡紅からやや紅舌で、白〜白黄膩苔が認められ、豊隆穴の膨隆、緊張、圧痛ならびに脾兪、胃兪の硬結、圧痛が認められる。脈では滑脈が触知されるため、脾虚による湿痰も考えられる。

治療：瘀血ならびに足陽明経筋（膝関節）、足少陽経筋（足関節）および手太陽経筋ならびに手の少陽経筋（手首）の異常と考えられた。よって治療は経筋の緊張を除去し、通経活絡を計ることとした。

　最初に肝兪、志室、意舎、胃倉の刺鍼を行った。その後、経筋病に対して患側内庭、前谷、俠谿の皮内鍼で関節痛は半減するが、違和感が残る。そこで瘀血に対して合谷、三陰交に刺鍼すると症状は消失した。

症例④：73 歳、女性。

主訴：両膝痛。

現病歴：10 年ほど前に左膝痛を自覚し、接骨院にて継続的に治療するが一時的な効果しかなく増悪・軽快を繰り返す。さらに来院 1 カ月前に右膝にも痛みを自覚するようになり、本学整形外科を受診、変形性膝関節症と診断され、本学鍼灸センターを受診。本日は左膝の方が痛む。10 年来の変形性膝関節症であり内反変形、屈曲変形、軽度の四頭筋萎縮を認める。

経過と治療

◎初診

現症ではスターティングペイン（＋）、歩行時痛（＋）、夜間痛（＋）、膝蓋骨側縁の圧痛（＋）、膝蓋跳動（－）、膝蓋骨の可動制限（＋）、大腿周径（膝上 10cm、右：36cm、左：34.5cm）

舌は暗淡白、胖大、嫩、瘀点。

脈は滑脈、胆・胃の浮、実、肝の浮、沈めて無力。

切経では豊隆の圧痛・索状硬結、太衝の圧痛。

証は脾虚湿痰、足少陽・陽明・太陽経筋病。

治療として左豊隆、右腎兪、左風池、左肩井に瀉法をした後、左内庭、左俠谿、左足通谷に皮内鍼をするが症状の軽減は見られなかった。

◎第 3 診

前回の治療後も直後効果はあまりなかった。症状は初診時よりは幾分楽にはなってはいるが、いぜん左膝が痛む。左内庭、左俠谿に著明な圧痛。

証は脾虚湿痰、血瘀。足陽明・少陽経筋病。

治療として左豊隆、右腎兪、左風池、左肩井に刺鍼後、左内庭、左俠谿に皮内鍼。

直後効果：皮内鍼をした直後に症状の軽減を見るもまだ症状は残っている。

◎第 8 診

前回（第 7 診）治療後 4 日間は痛みがなく、夜間痛も軽減してきたようである。本日は右の膝が痛む。

証は脾虚湿痰、血瘀。足陽明経筋病。

治療として右三陰交、左膈兪、左胃倉に瀉法の手技を施した後、右内庭に皮内鍼。

直後効果：皮内鍼をした直後に自覚症状消失。

まとめ：経筋病の異常としては、筋肉のひきつり、痙攣、疼痛、屈伸不利が大きな症状の１つであり、その原因としては、寒邪、肝胆気熱（火熱内生）、肝脈不栄、傷筋（肉離れ）等が考えられる。また、筋肉の弛緩（麻痺）も経筋病の１つであり、その原因としては、熱邪、脾胃虚弱、陽気損傷、鍼刺中筋（鍼で筋肉を傷つけても麻痺が起こる）などがある。

　症例②は単純な経筋病（傷筋）と診断し、治療を行ったところ効果が得られた症例である。本症例のように経筋病以外の他の病証（臓腑、経絡または気・血・津液の異常）がない場合は、疼痛部位から離れた末梢の経穴（滎穴又は兪穴）への軽微な刺鍼手技によって十分な効果が期待できる。

　一方、症例③は経筋病以外に脾虚湿痰あるいは血瘀が存在している症例。初診から３診までは経筋病に対してアプローチを試みるも十分な効果が得られなかった。しかし、８診では皮内鍼を行った直後から症状の消失が見られた。これは初診から３診までは経筋病よりもむしろ湿痰、血瘀の関与が強いために経筋病に対する治療効果が得られなかったと考えられる。症例②のように、経筋病以外の他の病証がない場合での治療効果は上述の通りだが、症例③のように経筋病以外の病証が主体的に存在する場合、十分な治療効果が得られないことが考えられる。しかし、治療を重ねるに伴い徐々に他の病証の割合が減少するにつれて、経筋病に対する治療効果が得られることは非常に興味深い。経筋病の有無を知るための診断的治療としての意義を示唆するものと思われる。

10）足関節痛、捻挫

症例：26歳、男性。
愁訴：左足関節痛。
現病歴：１週間前にサッカーの練習中に左足関節の捻挫を起こした。アイシングおよび湿布包帯をして安静にしていたが、なかなか痛みが取れない。近くの接骨院へ行くも、負荷をかけたときの足関節部の疼痛は著変なし。特に、足関節外側（丘墟付近）の疼痛が強い。安静時痛、夜間痛はなく発赤・腫脹・熱感もなし。
現症：外果前下方および直下に索状の腫脹および限局的な圧痛が顕

著。足関節の内反強制により疼痛が再現される。
治療：足関節外側の疼痛の場所から足少陽経筋病と考えて、俠谿への皮内鍼刺鍼を行った。
治療結果：局部の腫脹および圧痛は著変ないが、歩行時や体重負荷時の疼痛は消失した。

11) 下腿後面痛

症例：男性、27歳。
主訴：①下腿後面部痛、②大腿外側部痛。
現病歴：昨晩と今朝に運動不足解消のためランニングを45分間行ったところ、ランニング中から両側の大腿外側および下腿後面に運動時痛を自覚。現在、右側の痛みは軽度でありほとんど気にならないが、左側の症状は発症時から現在まで同程度に持続しており、歩行時に下腿後面部及び大腿外側部の疼痛が起こる。
現症：腸脛靱帯全体の緊張、圧痛（＋）、腓腹筋筋腹の圧痛（＋）、歩行時痛（＋）、安静時痛（－）、ROM制限なし、神経学的所見（－）。

東洋医学的所見

舌は淡白、白苔、湿潤、舌下静脈怒張（＋）。

脈は滑、数。

切穴では左足通谷、左束骨、左俠谿に著明な圧痛があり、他の榮穴または兪穴には著明な圧痛は認められなかった。

病態：本症例は急激な運動をしたことによる筋肉痛である。東洋医学的に症状の所在部位である下腿後面は足太陽経筋、大腿外側は足少陽経筋に相当し、原因はオーバーユースによる傷筋と考えられる。
治療：まず反応の強かった左通谷に皮内鍼を行ったところ下腿後面の痛みが半減し、次に左束骨に皮内鍼を行ったところ痛みが消失。さらに、左俠谿に皮内鍼刺鍼後、大腿外側の痛みもほぼ消失。全体の直後効果は10→1となり、1回の治療にて完治し、それ以降症状の再現はない。

第3章　疾患別経筋治療

参考1：膝痛に対する経筋治療の流れ

(1) 問診

　他の部位の痛みの場合と同様に、患者が入室してきたときから姿勢、歩行などの患者の状態を注意深く観察し、さらに問診によって発症の状況および現在に至るまでの経過を詳しく尋ね、病態把握のための情報を得ることが重要である。なお、経脈病や臓腑病に合併したものか、単純な経筋病であるのかの鑑別が必要である。また、膝関節の熱感や腫脹が強い場合、高度の器質的疾患が疑われる場合には医療機関の受診をすすめ、必要に応じて併用療法を行うことが鍼灸師として重要である。

(2) 異常経筋の選択

　異常のある経筋を判断する方法として、まず苦痛や愁訴の出現部位がどの経筋の走行ルートに一致するかを確認する。この際、運動動作を実際に行わせて、つっぱり、ひきつり、痙攣、痛みといった経筋病に特徴的な症状があるかないか、あるとすればどの経筋の流注上に出現するかを確認する必要がある。安静時痛、自発痛、夜間痛、しびれ、だるさといった症状は臓腑や経脈の異常によって起こりやすい症状であり、単純な経筋病とはいえない。

　次に、異常経筋が明らかになれば、その経筋上の末梢の榮穴や兪穴の圧痛等の反応を確認する。もし、顕著な圧痛が観察されたなら、その部位が診察ポイントであると同時に治療穴となりうる。

　膝関節前面に痛みがある場合は足陽明経筋病（榮穴：内庭、兪穴：陥谷）、膝関節後面に疼痛を訴える場合には足太陽経筋病（榮穴：足通谷、兪穴：束骨）および足少陰経筋病（榮穴：然谷または内通谷〔第5中足指関節の前内側〕、兪穴：太谿）として捉える。膝関節内側の痛みの場合には足太陰経筋病（榮穴：大都、兪穴：太白）あるいは足厥陰経筋病（榮穴：行間、兪穴：太衝）として捉える。また、膝関節外側に疼痛が見られる場合には、足陽明経筋病（榮穴：内庭、兪穴：陥谷）あるいは足少陽経筋病（榮穴：侠谿、兪穴：足臨泣または地五会）として治療を行うとよい。なお、膝関節内側・外側の痛みのように1つの経筋のみでなく複数の経筋にわたり異常が起こる場合もあり、そのような場合には複数の経筋病の治療を同時に行う。

(3) 治療

　皮内鍼刺激で充分な効果が期待されるが、切皮程度の刺鍼でも十分効果的であり、榮穴や兪穴といった限局的に過敏になった経穴反応を正確に捉えることが最も重要である。さらに、経筋病単独の場合は皮内鍼のみで治療効果が期待されるが、経脈病や臓腑病が背景に存在するときには充分な効果を期待することは困難であることから、治療効果からよく考察する必要がある。

参考2：なぜ滎穴が有効なのか？

(1) 圧痛の出現部位を比較してみると……

　滎穴や兪穴が経筋治療において重要であることを紹介してきたが、なぜこれらの経穴が重要であるのか、その理由についてはわずかに『霊枢』「邪気臓腑病形篇」に述べられているに過ぎない。しかし、有効である以上、何らかの証拠があるはずである。

　そこで、運動時の愁訴（経筋病）を訴えて鍼灸センターを受診した患者25名（男性9名、女性16名、年齢は63±18歳）を対象として、患者の疼痛部位と関連する滎穴、原穴、合穴、疼痛局所の圧痛の有無を測定した。

　その結果、圧痛の出現部位を比較すると疼痛部局所の圧痛は、圧痛が強いもの（++）、圧痛があるもの（+）を合わせると100％に見られた。これは当然の結果といえる。

　一方、合穴では圧痛が52％に見られたが、12％においては圧痛が観察されなかった。原穴を見ると、圧痛は56％に見られたが、4％では圧痛が見られなかった。これに対して滎穴では56％に圧痛が見られたが、圧痛の観察されない症例は見られなかった。以上から、次の点が想起される。

①疼痛部局所には100％圧痛が観察されることは当然としても、まったく痛みや異常を訴えない合穴、原穴、滎穴においても圧痛は52〜56％出現した。疼痛部位局所の炎症は疑うべくもないが、局所以外の合穴、原穴、滎穴等にまで、疼痛部局所の直接あるいは間接的影響が及んでいる可能性があり、非常に興味深い。

②また、末梢に行くほど圧痛の見られない症例が減少していることがわかる。推論の域を出ないが、末梢ほど局部の反応を鋭敏に反映する可能性があり、興味深い。先人の注意深い観察によって、経穴の反応が系統的に把握され、それが経穴として記述されていった可能性も考えられる。

(2) 滎穴が一番有効か？

　次に、滎穴が一番効果的な治療穴であるかどうか、これについてもほとんど報告がないのが現状である。そこで、上記症例において、無作為に滎穴、原穴、合穴、局所の治療群に振り分け、皮内鍼を約0.5mm刺入して絆創膏固定し、治療前後のVAS値の変化を比較した。

　その結果、有意差の比較は症例数が少ないことから検討していないが、いずれの経穴刺激にお

	滎穴	原穴	合穴	局所
++	5 (20)	8 (32)	7 (28)	10 (40)
+	9 (36)	6 (24)	6 (24)	15 (60)
±	11 (44)	10 (40)	8 (32)	0 (0)
－	0 (0)	1 (4)	3 (12)	0 (0)

表3-1

いてもVAS値は減少傾向を示していることがわかる。さらに、榮穴刺激の場合に前後の変化が一番大きいことがわかる。

このことは、疼痛部位局所に何らかの変化が起こった際、生体に局部以外にも何らかの経穴反応が生じ、その部位に痛みなどの自覚症状がなくても、軽微な鍼刺激を与えると局部の症状が緩和されることを示すものである。つまり、反応さえあれば、どの経穴を使っても効果を期待しうる可能性があることを示唆するものである。

(3) 上腕二頭筋を用いた「経筋病モデル」の作成

臨床症例を対象としての経筋病の研究では、対象患者の病態、症状の出現部位や程度等はまち

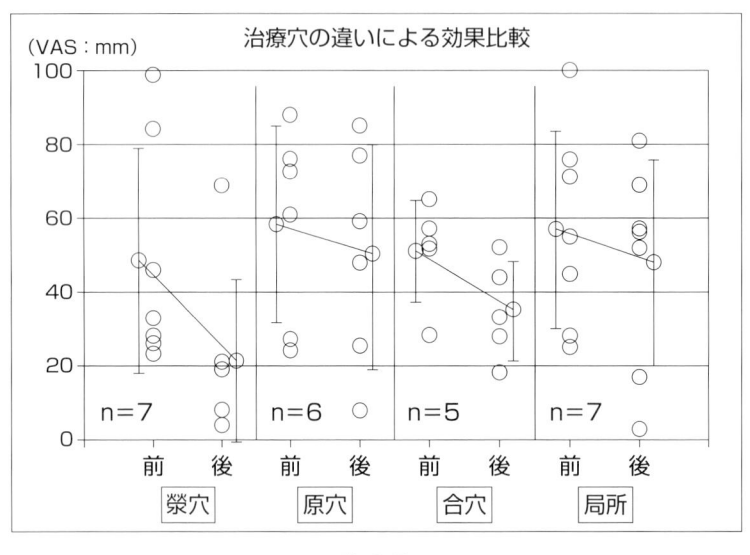

表 3-2

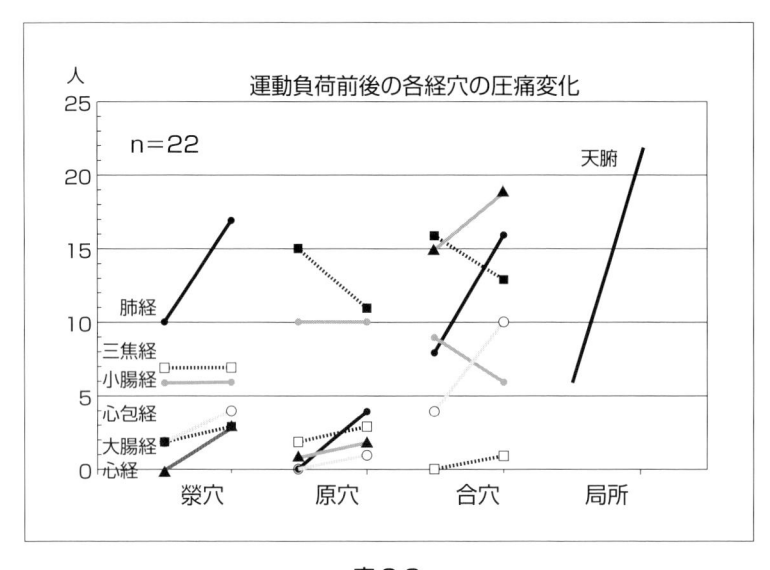

表 3-3

まちである。そこで、一定部位で症状の強さや程度がほぼ同じであるような経筋病モデルを作成する目的で、上腕二頭筋の遅発性筋痛を作為し、圧痛の出現部位ならびに治療効果等について検討した。

特に運動時愁訴を有していない本学学生を対象として、被験者を座位とし、机の上の固定台に肘を乗せた姿勢でOG技研製マスキュレータGT30を用いて、上腕二頭筋に対して最大筋力の60％の等尺性収縮負荷を10秒オン、10秒オフでオールアウトになるまで負荷し、途中5分間のインターバルをおいて3セット実施した。その後24時間または48時間後にほとんどの症例で遅発性筋痛が出現することが確かめられた。

そこで、手の経絡上でどこに圧痛が出現するかを調査した。

その結果、運動負荷によって遅発性筋痛が生じる前後において手の経脈上の榮穴、原穴、合穴、局所（肺経の天府）の圧痛の有無を比較したところ、局所である天府に、筋運動負荷を加える前から圧痛のある症例が6例見られた。しかし、運動負荷後には全例に圧痛が生じていた。次に手の経脈上で榮穴、原穴、合穴について圧痛の変化を見ると、榮穴では肺経がもっとも顕著な増加が観察された。原穴では全体的に反応は小さくなっていた。しかし、肺経のみが大きく変動していた。合穴では、肺経がもっとも顕著であるが、心経、心包経の合穴でも圧痛が観察された。

以上のことから、上腕二頭筋の遅発性筋痛は、手太陰経の異常である可能性が高いことがわかった。なお、合穴で心経・心包経の反応が生じたのは、肘関節屈曲に伴う代償運動として、心経・心包経にも負荷がかかったものと考えるのが妥当と思われる。

(4) 経筋病モデルで有効な治療穴は？

鍼治療は、経筋の研究を通じて有効であった榮穴、対照群として原穴、合穴、上腕二頭筋上の

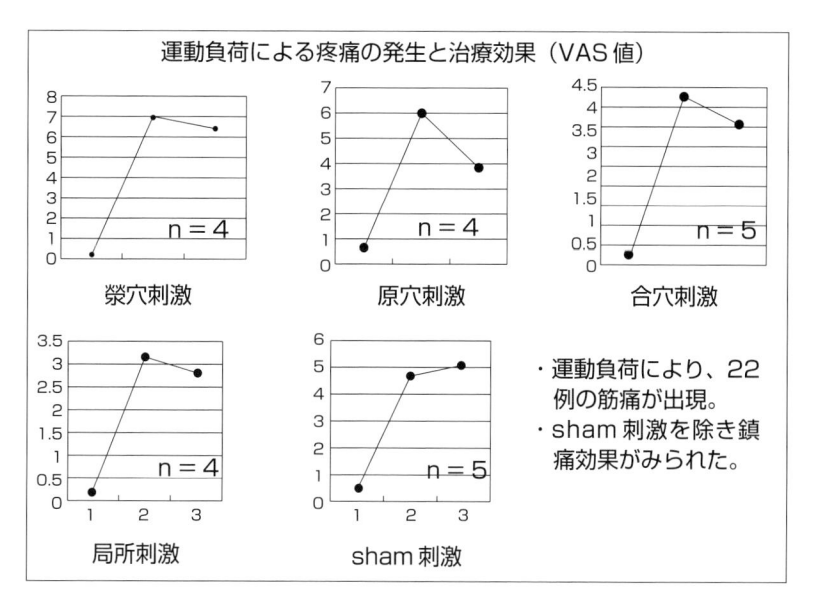

運動負荷による疼痛の発生と治療効果（VAS値）

榮穴刺激　n=4
原穴刺激　n=4
合穴刺激　n=5
局所刺激　n=4
sham刺激　n=5

・運動負荷により、22例の筋痛が出現。
・sham刺激を除き鎮痛効果がみられた。

表3-4

最圧痛点、前谷（Sham 群：絆創膏のみ）の 5 群を設定し、筋運動負荷翌日の遅発性筋痛出現時にランダムに割り当てられた治療穴に皮内鍼刺鍼（0.5 mm 程度の横刺）を行い、治療前後の VAS 値の変化を比較した。なお、局所については、1 寸 1 番鍼を用いて、約 10 mm 刺入して雀啄刺激を 5 回行い抜鍼した。

前谷は Sham 群とし、絆創膏貼付のみとした。

鎮痛効果は、どんな治療を行ったか知らされていない特定検者によって、治療前後の VAS 値および肘関節屈曲における最大筋力の変化を指標とした。

その結果、滎穴、原穴、合穴では、運動負荷によりいずれも VAS 値は顕著に上昇しており、筋痛が明らかに生じていた。鍼刺激により、いずれの経穴刺激によっても、VAS 値は改善されていることがわかる。また、局所への雀啄刺激も同様に VAS 値は改善していた。一方、sham 刺激ではほとんど変化していないことがわかる。このことは、疼痛部位と関連する経脈・経筋上にある滎穴、原穴、合穴および局所の鍼刺激は、一様に局部の VAS 値を改善すると受け取れる。

(5) 疼痛部位を通過する経筋上で、反応があれば治療穴となる？

運動器系愁訴がある場合に、局所治療のみで対処する方法は、その症状が局所の異常によるといった主として現代医学的な考えに根ざす。一方、局所の愁訴であっても、純粋に局所の経脈・経筋の異常による（急性の打撲や捻挫、局部的な外感）場合と、臓腑・経脈異常の一症状として出現する場合がある。このような場合には、局所のみに囚われることなく、主要矛盾が何であり、それを治療するのに最も効果的な治療穴が何であるかを明らかにすることが診断であり、病態にあった治療手技（瘀血は局所も使い深部の硬結・圧痛を目的に刺鍼する）をすることが治療といえる。

今回の検討を通して、局部の愁訴に対して局部のみを治療穴とすることがベストではなく、生体は複雑な反応を呈し、種々の部位に治療穴として経穴反応が惹起され、いずれの経穴への刺激であっても、反応点さえ上手く取穴できればそれなりの効果を上げることが可能であると思われた。

(6) 上腕二頭筋の遅発性筋痛は魚際と関連するか？

肩関節痛に対する鍼灸臨床では肩前面の運動時痛が圧倒的に多く、この場合、手太陰経筋病と判断して魚際への刺鍼が効果的といえる。このことは肩前面の疼痛は魚際と何らかの関係を有することを推測させる。そこで上腕二頭筋の遅発性筋痛を作成して、肺経の滎穴である魚際を含む母指球筋部の閾値の変化を観察した。

筋痛の作成は前述と同様であるが、運動負荷前と 24 時間後に魚際周辺 15 カ所において圧痛計（アイコー社デジタルプッシュプルゲージ）を用いて圧痛閾値を測定した（図 3-17）。

その結果、魚際付近の圧痛閾値では、point 1 を除いた表裏の肌目の測定点 point 4、7、10、13 で他の部位と比べ閾値が低下することが観察された。

(7) 筋痛が起こると、魚際付近に過敏点が出現する

上腕二頭筋の遅発性筋痛作成前後における痛覚閾値の変化の見られた point 4、7、10、

参考2：なぜ滎穴が有効なのか？

13は中手骨に当たる部分である。魚際には取穴法に別説があるが、現今の魚際の取穴法である中手指節関節部（point 1）では変化が見られなかったが、中手骨中央部（point 7）および中手骨と手根骨部（point13）の説に該当する部分では、痛覚閾値の低下が観察された（図3-18）。

臨床的には、point 1～13までの中手骨の縁（表裏の肌目）よりも少し尺側に寄った部分（point5～14）に索状の圧痛の見られることが多い。残念ながら、同部位の圧痛閾値を測定することはできなかったが、遅発性筋痛ができたときに明らかにそれと一致して中手骨の特定部位で痛覚閾値の低下が観察されたことは、上腕二頭筋への運動負荷が何らかの機序を介して魚際付近の痛覚閾値を変化させたことを示唆するものといえる。

圧痛閾値の測定方法

上腕二頭筋への運動負荷前、負荷後24時間後で魚際周辺15カ所と対照穴中都穴に対し圧痛計（アイコー社デジタルプッシュプルゲージ）を用いて皮膚を垂直に加圧して痛みとして感覚された最初の閾値（Lower pain threshold）を3回測定し、その平均値を求めた

母指球部の測定点
1．中手指節関節、手根中手関節を縦幅とし、五等分する。
2．1辺の幅で、1.の関節に沿って3点取る。
3．全部で15ポイントを測定点とする。

図3-17

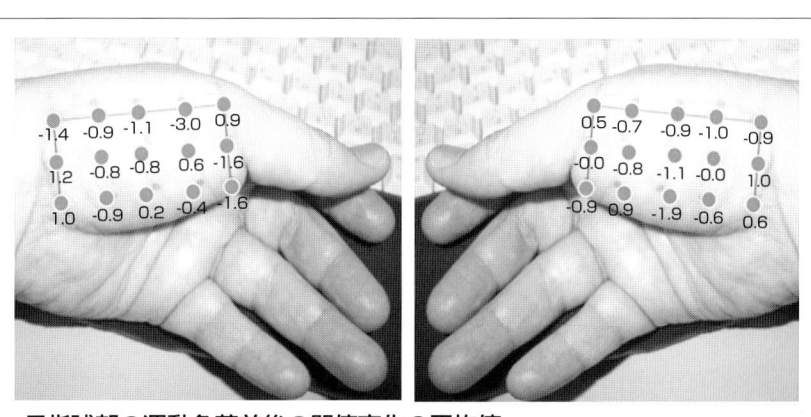

母指球部の運動負荷前後の閾値変化の平均値
10例の運動負荷前後の閾値の平均値を示す。
マイナス表示は、閾値の低下を示す。
中手骨部の変化が左右ともに見られる。
対照群の中都では、左-0.2、右0.4であった。

図3-18

第３章 疾患別経筋治療

参考３：一目でわかる滎穴・兪穴

滎穴・兪穴のほか、筆者が臨床においてよく使用する経穴等も加えた。

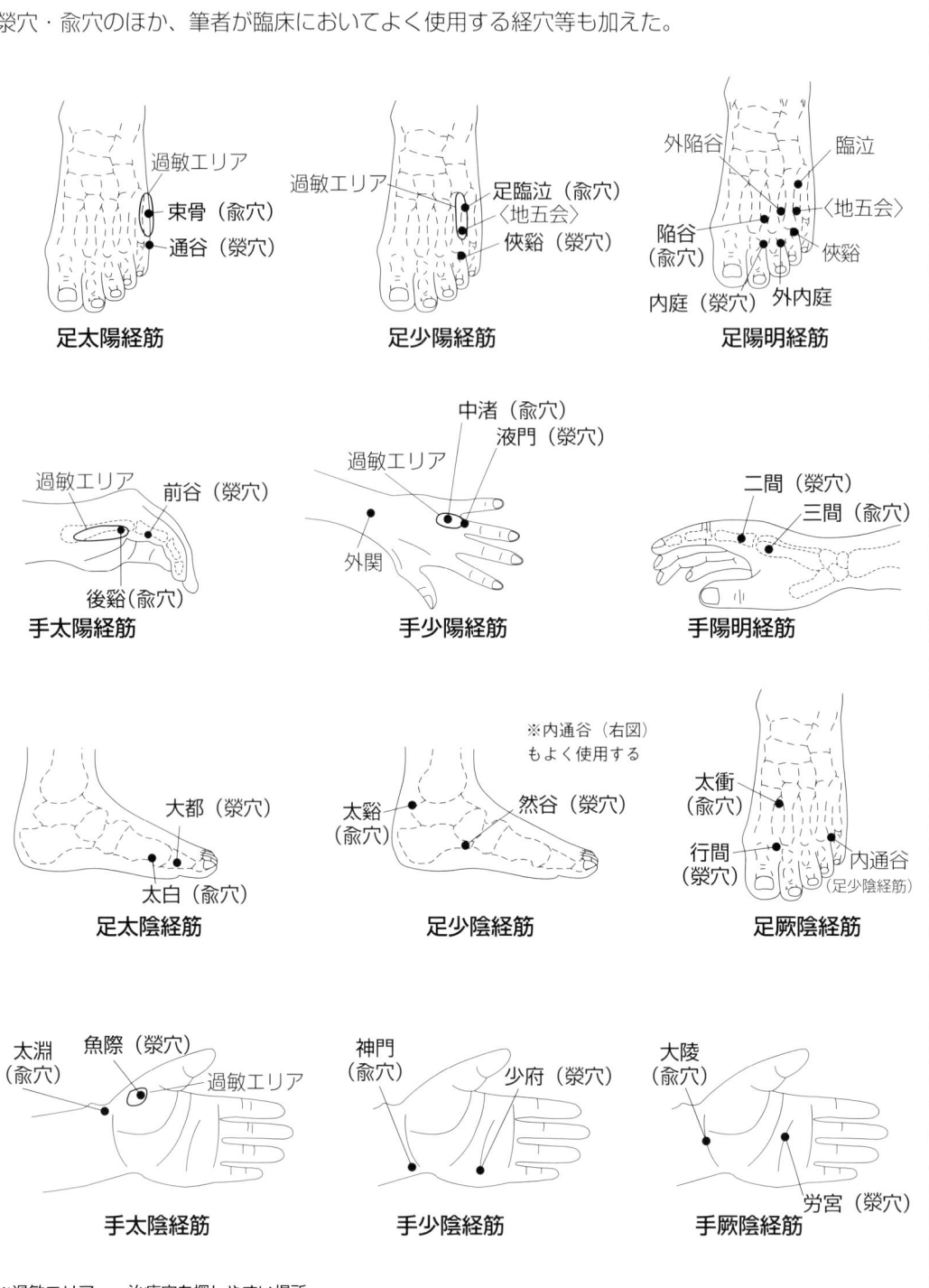

足太陽経筋
- 過敏エリア
- 束骨（兪穴）
- 通谷（滎穴）

足少陽経筋
- 過敏エリア
- 足臨泣（兪穴）〈地五会〉
- 俠谿（滎穴）

足陽明経筋
- 外陥谷
- 臨泣
- 陥谷（兪穴）
- 〈地五会〉
- 俠谿
- 内庭（滎穴）
- 外内庭

手太陽経筋
- 過敏エリア
- 前谷（滎穴）
- 後谿（兪穴）

手少陽経筋
- 中渚（兪穴）
- 液門（滎穴）
- 過敏エリア
- 外関

手陽明経筋
- 二間（滎穴）
- 三間（兪穴）

足太陰経筋
- 大都（滎穴）
- 太白（兪穴）

足少陰経筋
- ※内通谷（右図）もよく使用する
- 太谿（兪穴）
- 然谷（滎穴）

足厥陰経筋
- 太衝（兪穴）
- 行間（滎穴）
- 内通谷（足少陰経筋）

手太陰経筋
- 太淵（兪穴）
- 魚際（滎穴）
- 過敏エリア

手少陰経筋
- 神門（兪穴）
- 少府（滎穴）

手厥陰経筋
- 大陵（兪穴）
- 労宮（滎穴）

※過敏エリア……治療穴を探しやすい場所
※少府、労宮には皮内鍼はしない。手背部で第３指の付け根付近の圧痛点を使うとよい

第4章
証の重層構造と経筋治療
~もし局所治療のみで治らなかったら~

1. 経筋病以外の症状を合併していた場合

　「経筋」の概念は運動器系愁訴に対する治療方法として確立されたと考えられる。しかし現在では、経絡を構成する1ルートとしての教養的な意義程度にしか認識されていないと思われる。古代の医書の中に記述された経絡学説は、経脈、経筋、皮部といった明確な分類が行われ、それぞれに分布部位および流注が記述され、歴代の医家の考証も行われている。このことは、古代における運動器系愁訴に対する治療法に活用すべきものとして、「経筋」の概念が体系化されたと考えられる。

　一方、日常臨床では局所的な運動時痛といえども、単純な経筋病ばかりとは限らない。そこで、経筋病以外の症状を合併していたケースに対する治療経験から、証の重層構造について紹介する。異常のある経筋を判断する方法として、肩前面の運動時痛を有するケースで説明する。下記の症例をもとに、経筋を活用した治療について解説する。

症例：67歳、女性。
主訴：右膝痛、右足関節痛、右手首痛。
現病歴：1年ぐらい前から思い当たる原因もなく正座ができなくなり、膝関節の運動制限ならびに起座動作時痛、階段昇降時痛、歩行時痛、スターティングペイン等を自覚するようになった。膝痛は雨天や寒冷により悪化する。また、2～3カ月前より右手首の関節が腫れ、朝のこわばりならびに熱感、痛みを自覚したため、近医を受診。この頃より膝関節の水腫も起こり、何度か穿刺・排液を行った。諸症状にあまり変化なく当院整形外科を受診し、医師の紹介で鍼灸センター受診となった。なお、整形外科での検査で、軽度の関節リウマチを指摘された。

　東洋医学的には瘀血、湿痰、足陽明経筋（膝関節）、足少陽経筋（足関節）および手太陽経筋ならびに手の少陽経脈・経筋（手首）の異常と考えられた。したがって治療は経筋の緊張を除去し、通経活絡を計るとともに、活血化瘀、健脾利湿が必要であると思われた。

治療法としては以下のことが考えられる。

瘀血に対して活血化瘀：三陰交の瀉、合谷の補。

湿痰に対して健脾利湿：公孫、豊隆、胃兪の瀉。

足陽明経筋（膝関節）：右内庭、衝陽、陥谷。

足少陽経筋（足関節）：右俠谿、臨泣、地五会。

手太陽経筋ならびに手少陽経筋（手首）：右前谷、後谿または液門、中渚、外関。

実際には、瘀血に対して右三陰交の瀉。湿痰に対して左公孫、右胃兪の瀉。

足陽明経筋（膝関節）に対して右内庭。足少陽経筋（足関節）には右俠谿。手太陽経筋ならびに手の少陽経筋（手首）には右前谷、後谿に刺鍼した。

治療結果：右三陰交への刺鍼により（瘀血）、手首の疼痛が半減。

左公孫（索状の硬結）の刺鍼によって（湿痰）、手首、膝関節の

足陽明経筋　　　　　　　　　　　足少陽陽筋

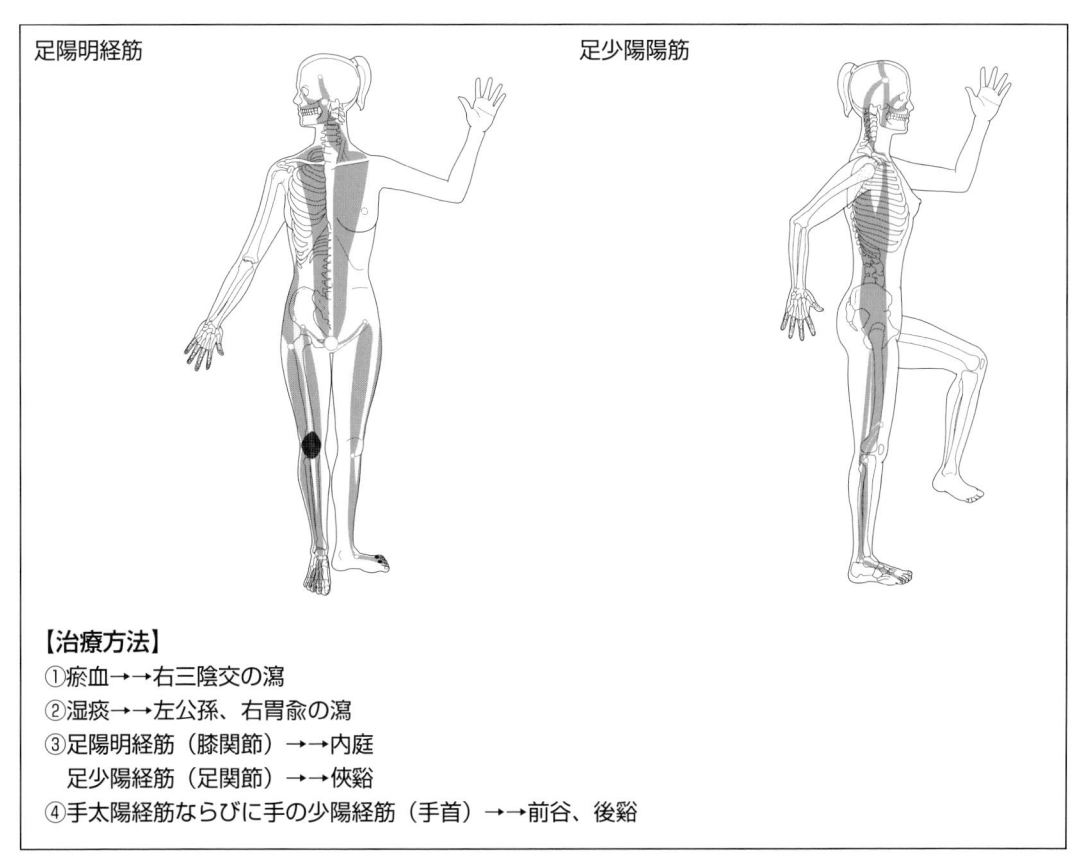

【治療方法】
①瘀血→→右三陰交の瀉
②湿痰→→左公孫、右胃兪の瀉
③足陽明経筋（膝関節）→→内庭
　足少陽経筋（足関節）→→俠谿
④手太陽経筋ならびに手の少陽経筋（手首）→→前谷、後谿

図4-1

> 【治療結果】
> ①瘀血→活血化瘀→→手首の疼痛が半減するも手首と膝のだるさ、膝の運動時痛は不変
> ②湿痰→健脾利湿→→手首、膝関節のだるさが消失するも膝の動作時痛は不変
> ③足陽明経筋（膝関節）、足少陽経筋（足関節）→→膝関節痛が消失、同時に肩こりも消失

表 4-1

だるさが消失。右内庭、俠谿への刺鍼によって（足陽明経筋〔膝関節〕、足少陽経筋〔足関節〕）、膝関節痛が消失し、同時に肩こりも消失した。

2．瘀血・湿痰に合併した経筋病

　瘀血に対して活血化瘀を目的とした治療により、手首の疼痛が半減するも手首と膝のだるさ・膝の運動時痛には変化は見られなかった。

　次に、湿痰に対して健脾利湿を目的とした治療により、手首、膝関節のだるさが消失した。しかし、膝の運動時痛には効果は見られなかった。

　そこで、足陽明経筋（膝関節）、足少陽経筋（足関節）に対する治療を行ったところ、膝関節の運動時痛が消失、同時に肩こりも軽減した。

　運動時痛を訴える場合に、経筋病と判断して末梢部の経穴に皮内鍼を刺入・固定すると、直後から疼痛の軽減または消失することが観察される。しかし、瘀血や湿痰が強いときには、経筋に対する皮内鍼固定だけでは不十分で、本証に対する治療を行った後、皮内鍼固定（経筋に対する治療）を行うと、効果的な場合が多い。本症例を通じて、種々の病態を合併（証の重層）しているケースでは、それぞれの病態に応じた治療戦略が必要であり、単純に局所への刺鍼や経筋に対する滎穴や兪穴への治療のみでは充分な効果は期待しがたいと考えられる。

> **症例**
>
> 本証の診療で肩痛の経筋病が改善したケース。
> 67歳、男。右肩関節痛。
> 　1週間前、家の引越しでたくさんの荷物を運んだためか、右肩を外転すると、肩峰付近の痛みを自覚するようになった。可動域は確保されているがペインフルアークサイン陽性、腱板負荷テスト陽性。肩関節を伸展位にして肩峰の前面におき腱板部の圧痛をみると、患側のみに顕著な圧痛が認められたことから腱板炎が強く疑われた。
> 　東洋医学的に、腹診では太鼓腹で臍周囲が固く緊張し、動悸、中脘付近にまで冷感あり。舌診は淡白舌、胖嫩、白厚膩苔で湿潤。脈診では脾の滑が顕著。切穴では、右太白の発汗・軟弱および公孫の深部に索状硬結が強く、背兪でも右脾兪〜意舎にかけての硬結、膨隆、圧痛が認められる。そこで再度問診によって食事等を問うと、

酒は飲まないが刺し身が大好きで、1週間前の引越しで食べすぎ、以後、軟便または下痢が続いているという。

　診断：脾陽不振、湿痰、手少陽経筋病。

　背臥位にて、硬結のあった左内関、右公孫に置鍼10分で肩の外転時痛は半減。さらに腹臥位での脾兪の置鍼にて肩の外転時痛は消失した。本来なら、腱板への直刺で十分肩痛は治療可能であるが、脾虚湿痰の治療で肩痛が消失したことから、子午の陰陽関係より脾虚三焦実を来し、肩痛を生じた症例であることが治療結果から明らかとなった。

3. ストレスが原因であった股関節痛のケース

相続問題から肝胃不和に？

　2004年5月、73歳の女性が左股関節痛を訴えて来院した。近医にて3年前に乳ガンの摘出手術を受け、その後経過観察中であるが、2年前より徐々に左股関節痛を自覚するようになった。病院にて「骨シンチグラフィー」を施行した結果、股関節部への放射線の集積像が見られるという（ガン病巣に放射線が取り込まれることを利用して、ガンの転移の有無を知る方法）。その後、正常範囲内でガンの骨転移は否定されているが、股関節痛は変化しなかった。

　病院に隣接する鍼灸治療施設において股関節の疼痛部位周囲を中心とした低周波鍼通電治療を行うも、症状の軽減は見られなかったことから、病院医師の紹介で来院となった。

乳ガン術後の骨転移による股関節痛？
73歳・女性、2004年5月初診

（1）3年前に右乳ガン手術。2年前より骨シンチグラフィーにて左股関節部の黒変あり。このころより左股関節痛を自覚。整形外科および鍼灸治療を受けるも効果ないため来院

（2）痛みは動作時痛のみで自発痛、夜間痛（瘀血）はなし。足陽明経筋病と判断して左内庭、外内庭に皮内鍼：痛み10→3

（3）消化器症状の有無を問うと、逆流性食道炎があるという。→イライラ、短気がないか問う。→「親戚ともめて腹がたつ！」とのこと

（4）肝胃不和から生じた経筋病だった

乳ガン手術
逆流性食道炎
股関節痛

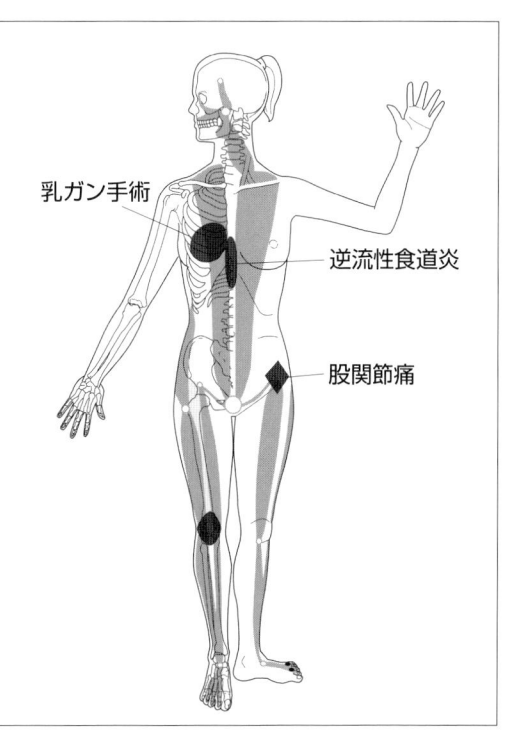

図4-2

患者さんは非常に神経質な状態であり、股関節痛が徐々に悪化していること、乳ガンの再発が心配であること、一向に症状が良くならないこと等に対して、大きな不安、不満を持っていた。

　そこで、通常の鍼灸治療の診察とは異なり、
「股関節の疼痛は、いつ、どんなときに自覚されるのですか？」
「足を動かしたときに痛むのです」
「じっとしているときや寝ているとき、夜間痛などはないのですか？」（→瘀血性の痛みの有無を知る）
「ほとんどありません。体重をかけたりするときだけ痛みます」
　この段階で、股関節の疼痛は「経筋病」によるものであることが予想された。
　そこで、「体重をかけたときに痛みを自覚する部位は、股関節の前、外、後ろ、全体のどこですか？」（→異常経筋は何か？）
「前面が痛みます」
　足陽明経筋の流注上であることが明らかとなった。
「股関節以外に痛むところはありませんか？」
「特にありません。股関節が一番心配なので、何とか楽にしてほしい……」
　通常は、四診法を行って最後に鍼治療に入るが、まず最初に経筋病がメインであるかどうかを確認するために、経筋治療を最初に実施した。
「それではわずか4㎜の鍼ですが、この小さな鍼を足の指のところに0.5㎜ぐらい刺してみます。痛みはほとんどありませんので心配はありません。嫌な感じがあれば、いつでもおっしゃって下さい」
　患側の圧痛の顕著な内庭を探して、皮内鍼を刺鍼して、絆創膏で固定した。
「小さな鍼を刺してみました。これで体重をかけて痛い格好をしてみて下さい。そして、痛みがどこに、どの程度残っているかを教えて下さい」
「あれっ？　随分痛みが軽くなってますね！　何をしたんですか？　股関節ではなく、足の所に鍼をしただけでこんなに変化するものなのですか？」
「治療する前の股関節部の痛みの程度を10割としたときに、今何割くらい残っていますか？」

「体重をかけて歩いても、片足をあげてみても、3割ぐらいしか残っていないですね！」

◎内庭への皮内鍼で症状が顕著に変化したことから、股関節痛は関節の変性等によるものではなく（元々近医での診断でも異常は指摘されていない）、経筋病であった可能性が高いことがわかった。

◎経筋病であるとするならば、オーバーユースによるのか、外感病によるのか、臓腑病・経脈病によって引き起こされたものかを考慮する必要がある。

「あなたの股関節の痛む部位は、胃の働きと関連する経絡とつながっています。胃の具合が悪いとか、お腹が痛いとか、胃と関連する症状は何かありませんか？」（足陽明経筋は、足陽明経脈によって養われている。したがって、経筋の異常は経脈によることが最も可能性が高いと考えられる）

「私は逆流性食道炎なんです！　だから、いつも胸焼けがして気持ちが悪く、薬をいつも飲んでいます」（「胃気上逆」があることを申告した）。

「こういった胸焼けが起こるという場合、何かストレスとか、嫌なこと、腹が立つことが引き金になることが多いのですが、思い当たることはありますか？」

「（少し怪訝そうな、考えるそぶりをしたあとで）実は、親戚と相続の問題でもめていて、すごく腹が立って絶縁状態なんです………」

◎結局、親戚との相続のもつれから肝鬱気滞、さらに発展して肝胃不和を来し、胃の経脈・経筋病を引き起こして生じた股関節痛であることが明らかとなった。

◎確認所見として、脈診では肝は軟弱・無力、胃は微弦、中脘周辺の緊張・圧痛・浮腫状の腫脹、肝兪、胆兪の硬結・圧痛、胃兪、胃倉、三焦兪の軟弱・圧痛、さらに合谷、太衝の表在の緊張・圧痛、胃経上の緊張・圧痛等の所見が認められた。

◎結局、治療は合谷、太衝の浅刺での瀉法による理気疏肝（気滞を散らして肝の疏泄作用を調整）、さらに胃倉の瀉、腎兪の補鍼を行い、内庭、外内庭への皮内鍼固定によって症状のほとんどが消失した。

◎その後2回来院した段階で、股関節痛はガンとは関連しないこと、ストレスから生じた一時的な痛みであること等が理解され、自制内で推移した。

まとめ

　足陽明経筋病による股関節の動作時痛であるが、その背景として足陽明経脈・経筋病が見られた。経脈・経筋病の発症は肝郁のストレスから生じた肝胃不和に基づくものであった。このような症例は枚挙にいとまがないほどであるが、単純に局所治療もしくは経筋治療単独で処置しうるケースは少ないのが現状である。

　種々の観点から診察を進めるときに、生じるべくして生じた病気であることが理解されることと思われる。「原因なくして結果なし」とも言われるが、患者さんは滅多に真実を口にすることはない。むしろ、何気ない問診所見の中からいかに真実を導き出すかが重要であるが、その糸口は身近に存在している。

付録 1
トリガーポイントと十二経筋

付録1　トリガーポイントと十二経筋

トリガーポイントと十二経筋の関連性

　　　　　鍼灸臨床において運動器疾患の占める割合が1位であるが、運動器疾患に対する治療法の1つとしてトリガーポイント鍼療法が注目されるようになってきた。
　　　トリガーポイント療法の歴史をざっとみてみよう。
　　　1952年：Travell & Rinzerらが『筋筋膜に由来する痛み』に対して、トリガーポイントへの局所麻酔、持続圧迫、局所の引き延ばしとエチル塩化物の塗布、また鍼療法で不活化即ち鎮痛効果のあることが報告されて、一躍注目されるところとなった。
　　　1955年：Sora & Kuitertらは、生理食塩水でもトリガーポイントの不活化が可能であることを報告し、局所麻酔薬アレルギーの患者でも安全に鎮痛効果を期待することができることが報告された。
　　　1983年：Macdonaldは、トリガーポイントの中に鍼をする必要はなく、わずか4mm程度の深さでも十分鎮痛効果があること、必ずしも得気を得る必要がないことを報告した。
　　　これらのことから、トリガーポイントは運動器系の慢性疼痛と深く関係し、疼痛部の皮膚に浅刺するだけでも鎮痛効果があるとされた。鍼治療の有用性をトリガーポイント療法の面から再認識すると同時に、経絡治療において、鍼の浅刺を行っても効果があることとも関連し、非常に興味深い報告となった。

　　　ところで、疼痛を有するトリガーポイントのことを「活性化されたトリガーポイント」と呼んでいる。『トリガーポイント鍼療法』（P. E. Baldry著、川喜田健司監訳／医道の日本社刊）では、その特徴について以下のように要約されている。
1）筋、腱、靭帯、関節包、骨膜、皮膚に生じやすい。
2）活性化の程度によって潜在性と活動性がある。
3）両者ともに神経の活動が亢進して強い圧痛が生じる。
4）活性化トリガーポイントは局所およびいくらか離れた部位の関連痛の原因となる。
5）それぞれの筋は、中に存在するトリガーポイントによって関連痛の特異的パターンを持つ。
6）活性化トリガーポイントの圧迫や鍼によって、疼痛が再現される。

7）活性化トリガーポイントは、関連痛領域の自律神経の障害、筋の短縮や脆弱と関連する。

　以上のことから、鍼灸臨床で多い筋、腱、靱帯といった運動器疾患の臨床において、トリガーポイントという概念は非常に好都合であることがわかる。一方、筋筋膜性疼痛で現れるトリガーポイント、いわゆる疼痛の出現する経路が、鍼灸医学で不可欠である経絡と類似するといった報告もされている。

　1982年：Macdonaldは、慢性の筋骨格系疼痛の患者52名に、人体図に自分の疼痛の地図を書かせたところ、85％の患者が1つの部位と他の部位とを結ぶ細い線を書いた。さらに驚くことに、これらの細い線の96％が1つないし2つの経絡の経路と一致していることを発見した。このことは、患者の臨床観察を通して確認された科学的なトリガーポイントといった概念が、実は経絡と関連が深いのではないかという疑問を起こすものである。

　現代医学的な概念は近代西洋医学に基づく物質中心の医学であり、気をベースとする古典的鍼灸医学とはまったく哲学が異なるものである。経絡図に関する基礎知識がない状態で、患者の身体に描かれた疼痛領域が、鍼灸医学における経絡の走行図と深い関連があるとすれば、経絡の存在を示唆する1つの証拠となる可能性がある。

　そこで、鍼灸医学における経絡の概念についてみると、経絡（経脈）にはいろんな種類があり、それぞれ機能が異なっている。運動器の異常は、経脈の中の「経筋」が主り、病証としては、運動痛、ひきつり、つっぱり感、痙攣、麻痺、屈伸不利などがその病症として記述されており、広義の意味での経絡で間違いではないが、狭義に捉えるならば、「経筋」という概念が運動器疾患と関連するものである。

　経筋の特徴は、下記の通りである。
①人体のあらゆる組織器官を連絡する経絡系統の1つ
②運動器系をコントロールする系統をいう
③経絡の種類に応じて、12（五臓六腑＋手厥陰経）の系統に区分され、独自に連絡されている
④経筋といえどもすべて経絡の影響（気、血、津液）を受けている
⑤風、寒、暑、湿、燥、火熱等の外邪は、気、血、津液の正常な循環を障害し、筋肉の動きに影響する
　といったものである。

付録1 トリガーポイントと十二経筋

そこで、トリガーポイントと経筋とのすりあわせをしてみた。

方法

『トリガーポイント鍼療法』に収録されたトリガーポイントおよびトリガーゾーンに関する図説を、経絡系統の内の運動器疾患と関連する「経筋」の走行図と対比し、一致するかどうか確認した。

比較方法としては、透明なOHPシートにそれぞれの図を倍率、方向、角度等を考慮してコピーし、重なり合う部位の面積で比較する方法が最も合理的な方法であると考えられた。しかし、トリガーポイントで記述された図自体が、1症例の表現であること、症例が異なれば違ったルートをたどる可能性があることなどから、厳密な処理を行い得ないことが考えられた。そこで、単純に走行ルートを重ね合わせ、類似するかどうかで判断した。図はその類似例（典型例）を示したものである（図付-1、図付-2）。

『トリガーポイント鍼療法』に掲載された51図について両者を比較検討した。その結果、

1) 四肢および体幹に位置する45図中、経筋の走行と一致したものが36図（80％）であった。
2) 明確でなかった9図は、隣接する経絡と重複する例が多かった。
3) なお、頭部・顔面部の6図では、限局的であるために、関連は明確ではなかった。

考察

経筋は、経脈が濡養する筋肉系統のことを指している。したがって、鍼灸医学的には運動器疾患は経筋の異常と考えることができる。しかし、経筋病としての報告は非常に少ないのが現状である。そこで、医学的に筋骨格（運動器）系の異常をトリガーポイント療法として紹介された図を参考にして、経筋との走行について比較した結果、80％に類似性の見られることがわかった。このことは、近年になって注目されたトリガーポイント療法は、中国伝統医学の経絡学説の中の経筋を、結果的に科学語に翻訳したものである可能性が高い。このことは、Macdonald（1982年）が「慢性の筋骨格系疼痛の患者の疼痛部位が、経絡の走行と一致したものが、81.6％」と

●トリガーポイントと経筋の関連

外側広筋のトリガーゾーンは、足少陽経筋の流注とマッチしている

外側広筋のトリガーゾーン

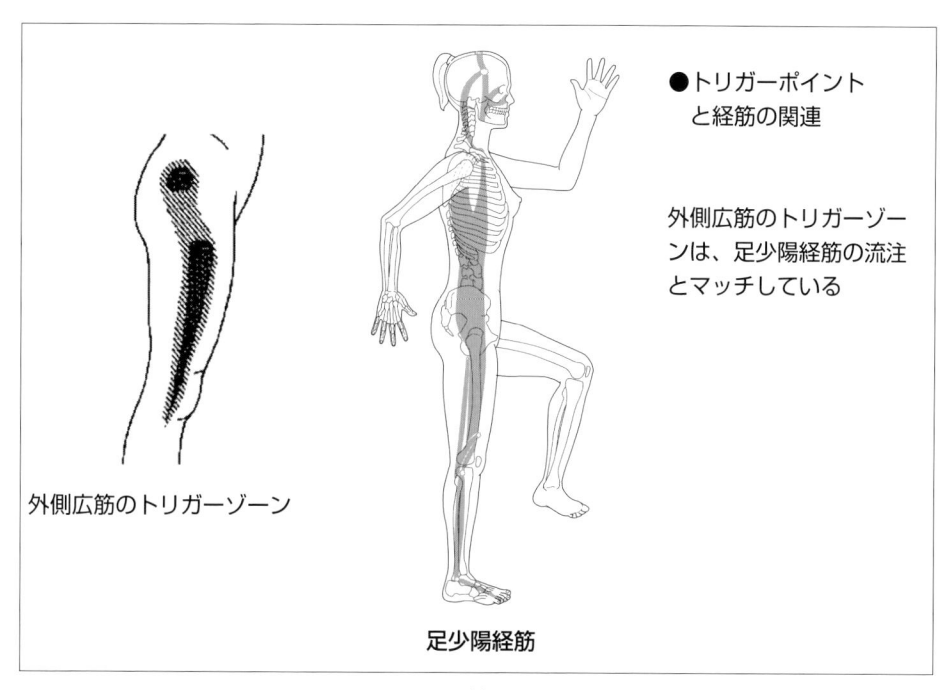

足少陽経筋

図付-1

●トリガーポイントと経筋の関連

鎖骨下筋のトリガーゾーンは、手太陰経筋の流注とマッチしている

鎖骨下筋のトリガーゾーン

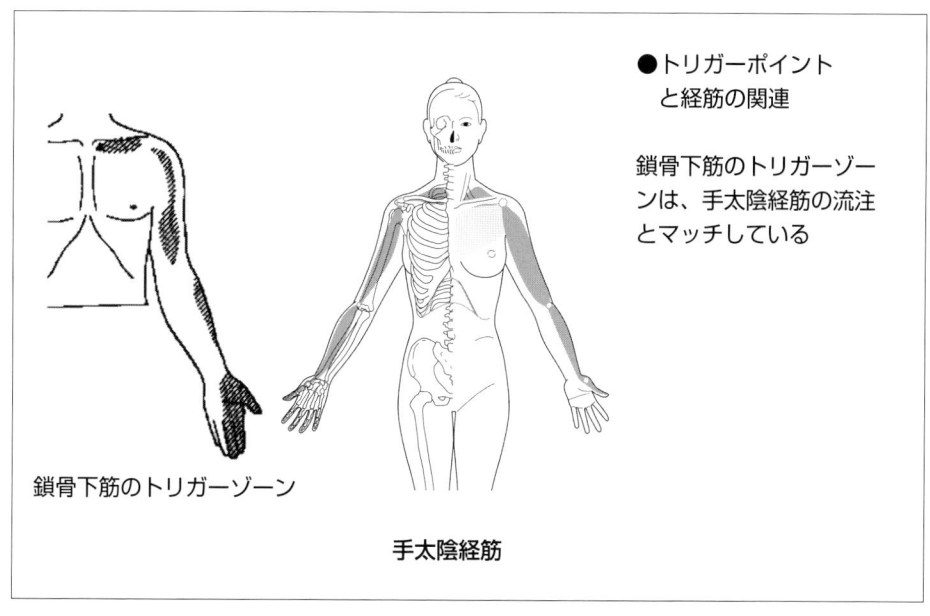

手太陰経筋

図付-2

報告しているのと非常に近似していることがわかる。

一方、経筋図はほぼ一定の流注図が描かれているものの、トリガーポイントとトリガーゾーンの分布についてみると、個々の症例によって出現するトリガーポイントとトリガーゾーンはまちまちであり、一定の領域に出現するとはいえない。したがって、個々の症例に対して、詳細に触診を行ってトリガーゾーンを把握し、さらに、活性化したトリガーポイントを探索する必要がある。

今回の経筋流注図とトリガーゾーンとのすり合わせを通して、どこに出現するか不明なトリガーポイントを探索するよりも、患者の訴える疼痛領域がどの経筋の流注と一致するかを調査する方が、はるかに臨床的に容易であると思われる。

まとめ

古代中国において経験的に集約された経絡学説（経筋の走行）が、近年になって体系化されたトリガーポイント療法（トリガーゾーンの分布）と類似性の高いことがわかった。

付録 2
経筋の変遷
～資料～

付録2 経筋の変遷

時代によって移り変わった経筋 〜足陽明経筋を例に〜

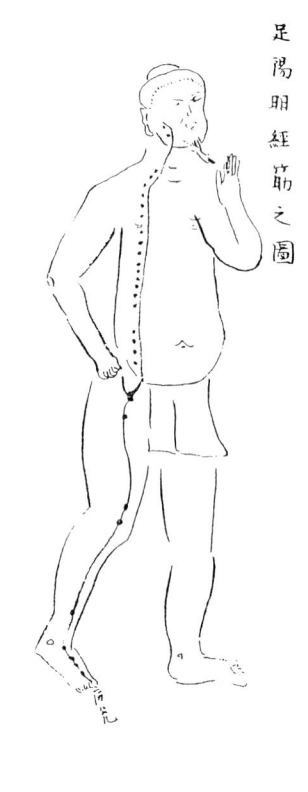

現存最古……？

享保8年（1723年）作、著者未詳とある。日本における現存最古の可能性がある経筋図。図は、足陽明経筋の図であるが、経脈図と同様にラインで描かれている。現在中国で報告されているような流注とは、やや異なっている。また、現在描画されているような広がりはなく線のみで描かれている。

出典：『臨床鍼灸経絡経穴書集成6　十二経筋発揮』（オリエント出版社. 1997）

現代中国はこれが最先端

日本では、中国の李鼎氏による経筋図が主流となっているが、右の図のように、さらに臨床研究等から発展的に描き改められたかたちになってきている。実際の李鼎氏の経筋図と比して、大腿前部全面を網羅していること、背部を広範に設定していることが特徴的である。筆者は、顎関節部と頭部に関しては問題があると考えている。

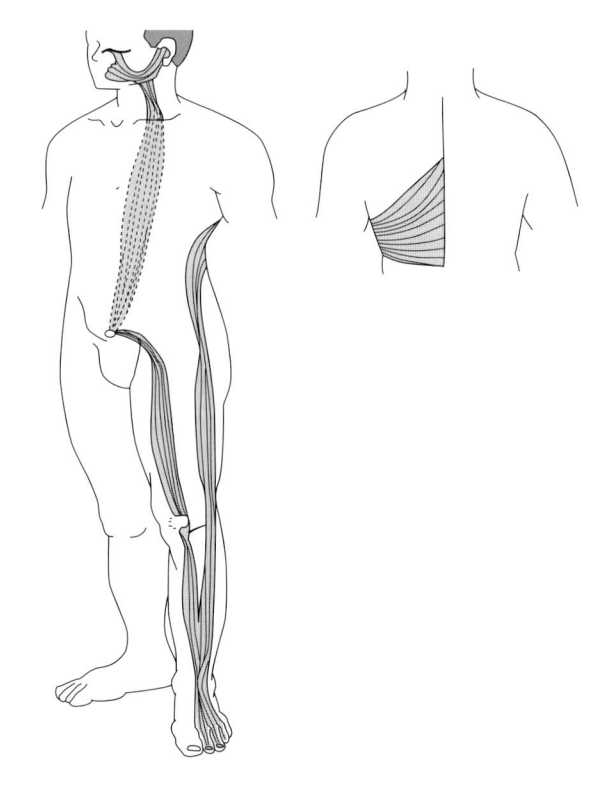

今、より詳しく、正確に……！

著者が自らの臨床経験をもとに作成。よりわかりやすいように、さまざまな角度からとらえた。

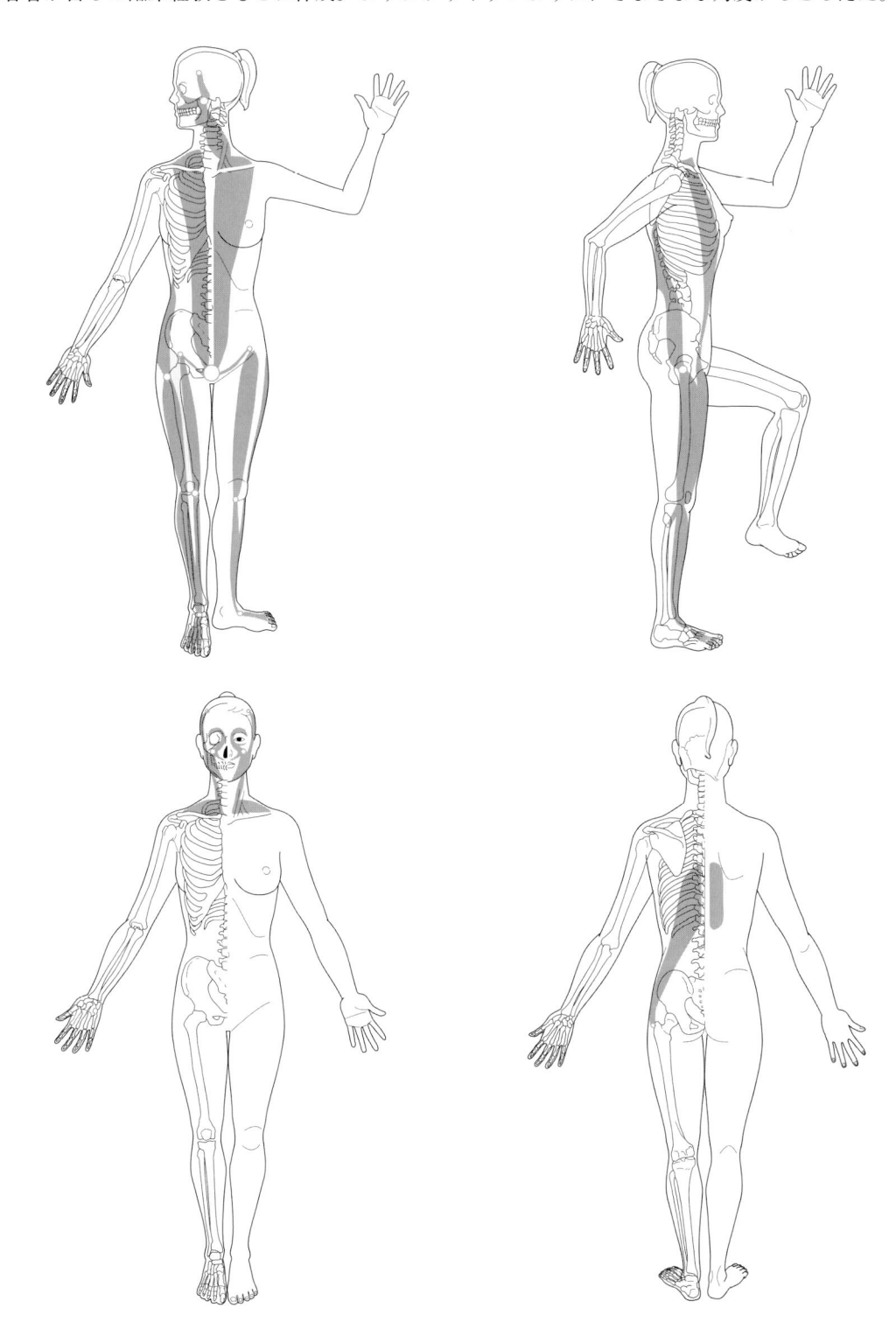

参考・引用文献

1) 篠原昭二，北出利勝，丹沢章八．東洋医学独自の治療体系　治療法を考える―運動器疾患に経筋の概念を応用した治療―．季刊東洋医学．1999；17：19-22
2) 篠原昭二．運動器疾患に対する滎穴・兪穴の臨床応用とその効果（経筋治療の症例）．季刊東洋医学．1999；18：15-18
3) 篠原昭二．鍼灸臨床の方法論と経絡学説―運動器疾患に対する経筋の概念を応用した治療を中心として―．臨床鍼灸．1999；14（2）：17-24
4) 篠原昭二．運動器系愁訴と関連する「経筋」の概念とその臨床応用．季刊東洋医学．2000；6（4）：1-9
5) 内田匠治，篠原昭二，北出利勝．経筋概念を応用した遅発性筋痛に対する皮内刺鍼の効果．季刊東洋医学．2000；6（4）10-12
6) 和辻　直，篠原昭二，北出利勝．経筋治療および弁証に基づいた治療で効果の得られた肩痛の一症例．季刊東洋医学．2000；6（4）：13-15
7) 田口辰樹，篠原昭二，有馬義貴，北出利勝．経筋病に対する治療症例．季刊東洋医学．2000；6（4）：16-18
8) 篠原昭二．運動器系愁訴に対する経筋を応用した皮内刺鍼の有効性に関する臨床的研究．明治鍼灸医学．2000；26：65-80
9) 篠原昭二，北出利勝，丹澤章八．運動器系愁訴に経筋を考慮し滎穴または兪穴に行った皮内刺鍼の臨床効果．伝統鍼灸．Vol.27（3）．No.44．28-34
10) 篠原昭二．鍼灸臨床と経絡学説―鍼灸臨床にしめる経絡の意義に関する考察とその応用―．日本東洋医学会雑誌．Vol.51（4）．563-589（教育講演）
11) 篠原昭二，勝見泰和．局所治療と遠隔治療―運動器疾患を対象として―強作用―．全日本鍼灸学会雑誌．53（1）4-7
12) 小川卓良，尾崎昭弘，形井秀一，篠原昭二，白石武昌，森山朝正．局所治療と遠隔部治療（運動器系疾患を対象として・2．全日本鍼灸学会雑誌．2004；54（1）：2-13
13) 篠原昭二．顎が痛くてあけられない．毎日ライフ4月増刊号．2004；92-94
14) 篠原昭二他．皮内鍼臨床の実際．医道の日本．2004；726：32-44

あとがきにかえて

　私が学校を卒業したての時（26年前）は、経絡治療が中心であった。しかし、脈もツボもわからず、鍼をしたときの気の去来も把むことができなかった。患者さんにはそれなりに沢山来ていただいたが、結局、自然治癒と鍼治療との差を実感することはできなかった。
　それから約5年、現代的病態把握に魅力を感じ、のめり込んだ。必ず障害部位があるはずだ。そう考えた私はあらゆる徒手検査法を試し、いろんな動きを強制することによって異常部位を解剖学的に浮かび上がらせ、病態が明確であれば、1穴か2穴の刺鍼で治療効果を出せた。鍼によるひびきと患者さんの自覚的疼痛部位が一致したなら、たいてい抜鍼直後に疼痛は消えていた。そして、こういった現代的病態把握による鍼治療が一大ブームとなった。
　ところが、ある日、一時的効果しか得られない患者さんがいることに気がついた。というより、患者さんからの「直後は良いが、2日しか効かない」という一言には、絶句した。
　再度、東洋医学的な治療法を模索することとなった。当初は手足末梢の原穴、絡穴、合穴、兪募穴とともに、局所の選穴も併用して、それなりの効果が得られることがわかってきた。何よりも、脈診、取穴、気の去来が重要であることが痛感された。
　だが、ある患者さんから、「東洋医学的に膝の熱をとるツボに治療してほしい」と言われた。仕方なく、初めて滎穴を使ってみた。最初は大失敗であった（悪化した）が、2回目には、これまで経験したことがないほどの著効が得られた。これが経筋研究のスタートとなった。関節水腫に対して内庭への刺鍼を次々に行った。その結果、水腫の軽減がみられるのみならず運動時痛までもが変化することが明らかとなった。運動時痛に対してはほとんどの症状に対して応用可能であることがわかり、局所的な刺鍼をする必要性が極端に減少した。
　一方、運動時痛といえども簡単に取れるケースと取れないケースがあることも明らかとなった。結局、単純な経筋病であれば、滎穴や兪穴、原穴や合穴、もちろん局所でも充分に症状は取れる。しかし、経筋病の背後に経脈病や臓腑病が潜んでいるケースでは、滎穴や兪穴、また局所治療でも一時的な効果しか得られないようだ。中医弁証等の臓腑・経絡の治療を行ったあと、最後に残る動作時痛に対して滎穴や兪穴への皮内鍼刺鍼で簡単に症状は取れてしまう。局所の散鍼に肩をこらしつつ苦労する必要はなくなった。
　現在、ここまでが約27年間の軌跡である。しかし、疼痛部位と関連する末梢の滎穴や兪穴（軟弱で圧痛の見られる直径5mmほどのスポット）に、皮内鍼をわずか0.5mmほど引っかけるだけで運動時痛が明らかに変化することは、今もって不思議としかいいようがない。
　残された時間は短い。いったいどこまで解明できることやら……。非常に軽微で痛みがなく、刺鍼直後に変化が見られ、誰にでもできる。そして何よりも経絡のルートでしか説明できないこのミステリアスな現象。ぜひ、その魅力に「はまって」みてください！

篠原　昭二

篠原昭二（しのはら・しょうじ）

1956年、愛媛県生まれ。龍谷大学法学部卒業。明治鍼灸柔道整復専門学校（夜間部）卒業後、専任教員となる。1980年に明治鍼灸短期大学・助手、87年に明治鍼灸大学・講師となり、90年に助教授に就任。2001年経筋治療の臨床研究により鍼灸学の博士号を取得し、03年に明治鍼灸大学（現：明治国際医療大学）・大学院教授となる。14年に退職後、九州看護福祉大学鍼灸スポーツ学科教授に就任し、現在に至る。

全日本鍼灸学会理事、監事（～16年）、日本伝統鍼灸学会副会長（～令和3年）、日本東洋医学会鍼灸学術委員長（～令和3年）、日本中医学会理事、日本統合医療学会・認定師：鍼灸。明治国際医療大学付属鍼灸センターならびに九州看護福祉大学鍼灸臨床センター外来で臨床実績を上げ、その成果を学会等で多数発表している。

著書（単著・共著）に『図説東洋医学　鍼灸治療篇』（学研）、『鍼灸不適応疾患の鑑別と対策』『高齢者ケアのための鍼灸医療』（共に医道の日本社）、『［図でわかる］中医針灸治療のプロセス』（東洋学術出版社）、『補完・代替療法「鍼灸」』（金芳堂）、『ビギナーズ鍼灸HARIナビ～初学者のための鍼灸臨床マニュアル～』『若葉マークのための鍼灸臨床指針』（ヒューマンワールド）、『新しい鍼灸診療』『臨床経穴ポケットガイド361穴』『運動器疾患の治療（整形外科、現代鍼灸、伝統鍼灸）』『緩和ケア鍼灸マニュアル』『特殊鍼灸テキスト』（いずれも医歯薬出版）などがある。

誰でもできる経筋治療

2005年 1月17日 初版第1刷発行
2022年 6月10日 初版第11刷発行

著　者　篠原昭二
発行者　戸部慎一郎
発行所　株式会社 医道の日本社
　　　　〒237-0068　神奈川県横須賀市追浜本町1-105
　　　　電話（046）865-2161
　　　　FAX（046）865-2707

2005 ⓒ Shōji Shinohara
印刷　横山印刷株式会社
ISBN978-4-7529-1105-0 C3047